文成天縱

『十三五』國家重點圖書出版規劃項目

國家圖書館藏中醫稿抄本精粹

GUOJIA TUSHUGUAN CANG ZHONGYI GAO-CHAOBEN JINGCUI

張志斌　鄭金生　主編

13

廣西師范大學出版社
GUANGXI NORMAL UNIVERSITY PRESS
·桂林·

第十三册目録

〔一〕該抄本原無目録，據正文補。

本草搜根

本草搜根

《本草搜根》爲本草書，清姜禮（天叙）所撰，成書於一六九一年前後，影印底本爲姜氏家藏清前半期抄本。

形制

索書號一三二一〇九。存二册，不分卷。書高二十五釐米，寬十七點二釐米。每半葉十行，行二十五字，雙行小字同。無邊框行格。楷書工抄，朱墨分書，或加句讀。

封面手書『本艸搜根／天叙公著／龍砂姜氏珍藏』。無扉頁、序跋、凡例及目録等。正文首行爲『辛平』（性味分類名），無作者署名。或有後加的眉批或補抄資料。書前書後均鈐有陽文朱印『北京圖書館藏』。

内容提要

該抄本僅封面載『天叙公著』。按《本草搜根》一名見於清金武祥《江陰藝文志》（一八九一）[一]著録：『本草搜根（姜禮，字天叙撰。見《縣志》）。』可知其作者爲姜禮，字天叙，江陰（今屬江蘇）人。考《江陰縣志》卷十八『人物·藝術』[二]載：『姜禮，字天叙，精醫術。其治病立功過格，日記得失。著有《仁壽鏡》《本草搜根》行世。子孫世其業。』記録姜氏生平最詳者當屬其後裔所提供的信息。姜禮所著《風勞臌膈四大證治》一書有現代校點本，書中有其十一世孫姜文駿序，簡介其生平[三]：『夫天叙公，龍砂姜氏二世祖也，生於順治十一年，好讀書，善醫術，立「功過格」，日記得失，終身不怠，旁及玄功，名噪大江南北，年七十有一而殁。』可知姜禮生卒年當爲一六五四至一七二四年。『龍砂』爲山名。姜禮居於江陰華墅。嘉慶元年（一七九六）孔廣居『天叙姜公傳』[四]云：『華墅在邑東五十里，龍砂兩山屏障於後，泰清

〔一〕轉引自李茂如、胡天福、李若鈞：《歷代史志書目著録醫籍匯考》，北京：人民衛生出版社，一九九四年，第三一八頁。（原書存金武祥《粟香室叢書》）。

〔二〕〔清〕盧思誠等修：《江陰縣志》，清光緒四年（一八七八）刊本，見《中國方志叢書》四五七號，臺北：成文出版社有限公司，一九八三年，第二一二一頁。

〔三〕姜文駿序，見〔清〕姜天叙：《風勞臌膈四大證治》，南京：江蘇人民出版社，一九五七年，第六頁。

〔四〕〔清〕姜天叙：《風勞臌膈四大證治》，南京：江蘇人民出版社，一九五七年，第一頁。

一水襟帶於前。』故此抄本封面所題『龍砂姜氏』，即姜禮家族世居之地。

姜禮存世之作除《風勞臌膈四大證治》之外，只有《本草搜根》一書。該書無序跋凡例，不明其編寫宗旨，但從其分類及選材，仍可窺其『搜根』之意。該書共有藥四百零二味，從所録諸藥大字正文，可知這些藥物主要摘自《證類本草》中的《神農本草經》與《名醫别録》，且仿古意，采用朱書《本經》，墨書《别録》。此説明作者認爲本草學之根，源於最早的《神農本草經》與《名醫别録》所載藥物。此外該書分類别具一格，即以諸藥名下的第一項内容『味』與『性』作爲分類名。此説明作者將各藥性味作爲其生效之根，進而歸類藥物諸效。

所謂性味分類，包括兩部分内容，一是『味』，主要有辛、鹹、甘、苦、酸五味；二是『性』（或曰『氣』），有大寒、寒、微寒、冷、平、微温、温、大温、大熱的不同。性味交叉排列，就可以有多種組合，由此成爲産生不同功效的基礎。但在古本草中，也有藥物之下不載性味的，本書歸納爲『失氣味』，即丢失了氣味的記載。從該書的朱批可以得知，作者依據性味分『門』，共計五十二門。

該抄本的以上特點，可以反映作者治學追求根本，重視經典，關注藥物生效的共同基礎。此外，在輯録本草經典首載藥物的内容之下，也或用小字摘録若干古代醫藥家的注解，或用朱筆添加若干後人的注解，其中有少許新增的内容。例如『銀屑』條下有紅色小字：『恒齋公云：《别録》銀屑即生銀也。鍊熟則［成］塊矣。』此句的『恒齋公』即姜禮的孫子姜健，字體乾，號恒齋，亦爲清代名醫，《江陰縣志》有傳。又『蘭草』條之末有注：『呼省頭草是也。』這是作者對蘭草來源的認知，比宋以後有些醫家將蘭草視爲觀賞的蘭花要高明。這些注解中，多數是取自《證類本草》諸家的注解，也從李時珍《本草綱目》中轉引了若干注説。引録最晚的注説是清初喻嘉言。例如『鰾膠』條，『喻嘉言云：黄魚乃白鯗之鮮者，其膠及白皆能暖水藏固精，故能令人有子。』又『降真香』條，『喻嘉言云：番舶來者色較紅，香氣甜而不辣，用之入藥勝。色深紫者不良……』這些小字注中的新見解雖少，却是該書很有價值的内容。結合姜禮的生卒年與抄本中的内容，該書可能成書於康熙中期（一六九一年前後）。

該抄本對常見的『玄』字等清代避諱字均不避。結合其紙張墨色，以及有清代不同抄者增補的内容來看，此抄本或爲康熙前半期的抄本。因爲清代避康熙帝『玄』字諱是康熙後半期才開始。再者，抄本記載了姜禮之孫『恒齋公』的見解，這應該是清中期的補抄者才能添補。另據《風勞臌膈四大證治》姜文駿序，姜家舊藏醫書在同治初遭兵燹焚毁殆盡。到一九二五年，姜文駿記載《本草搜根》一書已佚。所以這種不避清諱、有清中期補抄内容的姜氏家藏抄本，肯定不是民國姜氏家抄本，只能是清康熙前半期的原抄本，家族收藏時，又曾增補若干文字。

著録及傳承

該書見於《江陰縣志》（一八七八），後著録於《江陰藝文志》（一八九一）。此外不見於其他書志著録。據姜文駿載，姜家祖遺醫書不下數百種，然同治間焚毁殆盡，庚申（一九二〇）春故宅又毁於火，故藏書多付諸劫灰，《仁壽鏡》《本草搜根》已佚。但《中醫圖書聯合目録》[一]（一九六一）著録北京圖書館（今國家圖書館）藏『《本草搜根》，一八七五，（原題）天叔公著，清抄本。』自此該書浮現於世。《歷代中藥文獻精華》[二]著録此書時將作者訂正爲清姜禮撰，謂『天叔』即『天敘』之誤，且將其成書年附繫於一八〇〇年。《全國中醫圖書聯合目録》[三]著録時仍維持《中醫圖書聯合目録》之誤，題作者爲『（清）天叔公撰』，撰年爲一八〇〇。《中國中醫古籍總目》[四]再次著録時將作者更正爲『（清）姜禮（天敘）撰』，但成書年仍訂爲一八〇〇年。本次影印時，考該書成書於一六九一年前後，此抄本當爲其時的抄本，然有清代續添文字。

[一] 中醫研究院、北京圖書館編：《中醫圖書聯合目録》，北京圖書館一九六一年鉛印本，第九六頁。
[二] 尚志鈞、林乾良、鄭金生：《歷代中藥文獻精華》，北京：科學技術文獻出版社，一九八九年，第四八八頁。
[三] 薛清録主編：《全國中醫圖書聯合目録》，北京：中醫古籍出版社，一九九一年，第一七六頁。
[四] 薛清録主編：《中國中醫古籍總目》，上海：上海辭書出版社，二〇〇七年，第二一八頁。

天叙公著

本艸搜根

龍砂姜氏珍藏

辛平

雌黃味辛甘平大寒有毒主惡瘡頭禿痂疥殺蟲毒蝨身痒邪
諸毒蝕鼻中息肉下部䘌瘡身面白駮散皮膚死肌及恍惚邪
氣殺蜂蛇毒鍊之久服輕身增年不老令人腦滿生武都山谷
與雄黃同山生其陰山有金金精熏則生雌黃採無時

○金屑味辛平有毒主鎮精神堅骨髓通利五臟除邪毒氣服之神
仙生益州採無時 金薄同用金箔須辨銅薄

○銀屑味辛平有毒主安五藏定心神止驚悸除邪氣久服輕身長
年生永昌採無時 開寶云生銀寒無毒主熱狂驚悸發癇恍惚
夜卧不安讝語邪氣鬼祟服之明目鎮心安
神安志小兒諸熱丹毒並以水磨服功勝紫雪出饒州樂平諸
坑生銀鑛中狀如破硬錫文理麄錯自然者真

恒齋公云別錄[illegible] 生銀也鍊然則[illegible] 矣故附銀屑下

辛平 玉石部 雌黃 金屑 銀屑 生銀 鐵落 膚青 青琅玕 自然銅

○鐵落味辛甘平無毒主風熱惡瘡瘍疽瘡痂疥氣在皮膚中除胸膈中熱氣食不下止煩去黒子一名鐵液可以染皂生牧羊平澤及祊城析城採無時

膚青味辛鹹平無毒主蠱毒及蛇菜肉諸毒惡瘡可不久服令人瘦一名推青一名推石生益州川谷

青琅玕味辛平無毒主身痒火瘡癰傷白禿疥瘙死肌侵淫在皮膚中煮錬服之起陰氣可化為丹一名石珠一名青珠生蜀郡平澤採無時 殺錫毒得水銀良畏雞骨 日華子云玻瓈冷無毒安心止驚悸明目摩翳障

石闌干主石淋破血産後惡血磨服或煮服亦火烧投酒中服 陳藏器

自然銅味辛平無毒療折傷散血止痛破積聚 生邑州山巖中出銅處於坑中及石

間採得方圓不定其色青黃如銅
不從礦出故號自然銅　開寶

○菟絲子味辛甘平無毒主續絶傷補不足益氣力肥健汁去面䵟
養肌強陰堅筋骨莖中寒精自出溺有餘瀝口苦燥渴寒血為
積久服明目輕身延年一名菟蘆一名菟縷一名唐蒙一名玉
女一名赤網一名菟纍生朝鮮川澤田野蔓延草木之上色黃
而細為赤網色淺而大為菟纍九月採實暴乾得酒良薯蕷松脂為之使惡雚
菌　呂氏春秋云或謂菟絲無根也其根不屬地茯苓是也

白芝味辛平主欬逆上氣益肺氣通利口鼻強志意勇悍安魄久
食輕身不老延年神仙一名玉芝生華山畏惡使得同紫芝

○蘭草味辛平無毒主利水道殺蠱毒辟不祥除胸中痰澼久服益

辛平　艸部菟絲子　白芝　蘭草　馬蘭　通草

氣輕身不老通神明一名水香生大吴池澤四五月採呼省頭草是也

○馬蘭味辛平無毒主破宿血養新血合金瘡斷血痢蠱毒解酒疸止鼻衄吐血及諸菌毒生擣傅蛇咬生澤傍如澤蘭氣臭楚詞以惡草喻惡人北人見其花呼為紫菊以其花似菊而紫也又山蘭生山側似劉寄奴葉無椏不對生花心微黄赤亦大破血下俚人多用之 陳藏器

○通草味辛甘平無毒主去惡蟲除脾胃寒熱通利九竅血脉關節令人不忘療脾疸常欲眠心煩噦出聲音療耳聾散癰腫諸結不消及金瘡惡瘡鼠瘻踒折齆鼻息肉墮胎去三蟲一名附支一名丁翁生石城山谷及山陽正月採枝陰乾 陳士良云鷰覆子寒無毒主胃口熱閉反胃不下食除三焦客熱此是木通寔名桴棪子莖名木通主理風熱淋疾小便數急疼小腹虛滿宜煎湯并葱食之有效 野生

○貝母味辛苦平微寒無毒主傷寒煩熱淋瀝邪氣疝瘕喉痺乳難金瘡風痙療腹中結實心下滿洗洗惡風寒目眩項直欬嗽上氣止煩熱渴出汗安五藏利骨髓一名空草一名藥實一名苦花一名苦菜一名商草一名勤母生晉地十月採根暴乾厚朴白薇為之使惡桃花畏秦艽礜石莽草反烏頭

○惡實味辛平主明目補中除風傷 根莖療傷寒寒熱汗出中風面腫消渴熱中逐水久服輕身耐老生魯山平澤一名鼠粘子一名牛蒡子一名大力子

○防已味辛苦平溫無毒主風寒溫瘧熱氣諸癇除邪利大小便療水腫風腫去膀胱熱傷寒寒熱邪氣中風手腳攣急止洩散癰腫惡結諸蝸疥癬蟲瘡通腠理利九竅一名解離文如車輻理解

辛平 艸部 貝母 惡實 防已 阿魏 蘹香子 半夏

者良生漢中川谷二月八月採根陰乾殷孽為之使殺雄黄毒惡細辛畏萆薢

藥性論云漢防已君味苦有小毒能治濕風口面喎斜手足疼散留痰主肺氣嗽喘又云木防已使畏女菀鹵鹹味苦辛能治男子肢節中風毒風不語主散結氣癰腫温瘧風水腫治膀胱藏器曰漢木二防已即是根苗為名治風用木防已治水用漢防已

阿魏味辛平無毒主殺諸小蟲去臭氣破癥積下惡氣除邪鬼蠱毒生西蕃及崑崙

○蘹香子味辛平無毒主諸瘻霍亂及蛇傷唐本　馬志云一名茴香子亦主膀胱腎間冷氣及盲腸氣調中止痛嘔吐

○半夏味辛平生微寒熟温有毒主傷寒寒熱心下堅下氣喉咽腫痛頭眩胷脹欬逆腸鳴止汗消心腹胷膈痰熱滿結欬嗽上氣

心下急痛堅痞時氣嘔逆消癰腫墮胎療瘻黃悅澤面目生令人吐熟令人下用之湯洗令滑盡一名守田一名地文一名水玉一名示姑生槐里川谷五月八月採根暴乾 射干為之使惡皂莢畏雄黃生薑乾薑秦皮龜甲反烏頭

○

蜀漆味辛平微溫有毒主瘧及欬逆寒熱腹中癥堅痞結積聚邪氣蠱毒鬼疰療胸中邪結氣吐出之生江林山川谷及蜀漢中常山苗也五月採葉陰乾 栝樓為之使惡貫衆

商陸味辛酸平有毒主水脹疝瘕痺熨除癰腫殺鬼精物療胸中邪氣水腫痿痺腹滿洪直踈五藏散水氣如人形者有神一名葛根一名夜呼生咸陽川谷

辛平 草部 蜀漆 商陸 狼毒 女青 馬勃

狼毒味辛平有大毒主欬逆上氣破積聚飲食寒熱水氣脇下積癖惡瘡鼠瘻疽蝕鬼精蠱毒殺飛鳥走獸一名續毒生秦亭山谷及奉高二八月採根陰乾陳而沉水者良大豆為之使惡麥句薑

女青味辛平有毒主蠱毒逐邪惡氣殺鬼溫瘧辟不祥一名雀瓢蛇銜根也生朱崖八月採陰乾

○馬勃味辛平無毒主惡瘡馬疥一名馬庀生園中久腐處

○杜仲味辛甘平溫無毒主腰脊痛補中益精氣堅筋骨強志除陰下痒濕小便餘瀝脚中酸疼不欲踐地久服輕身耐老一名思仙一名思仲一名木綿生上虞山谷及上黨漢中二月五月六月九月採皮惡蛇蛻皮玄參

石南味辛苦平有毒主養腎氣內傷陰衰利筋骨皮毛療脚弱五藏邪氣除熱女子不可久服令男思男　寔殺蠱毒破積聚逐風痺一名鬼目生華陰山谷二月四月採葉八月採實陰乾　五加皮為之使

鸛屎味辛平有毒主蠱毒鬼疰逐不祥邪氣破五癃利小便生高山平谷

兎肉味辛平無毒主補中益氣

兎肉從手門鬼頭當下分出

蠮螉味辛平無毒主久聾欬逆毒氣出刺出汗療鼻窒其土房主癰腫風頭一名土蜂生熊耳川谷及牂牁或人屋間　一名果蠃　細腰蜂也

芋味辛平有毒主寬腸胃充肌膚滑中一名土芝

辛平

木部　杜仲　石南
禽部　鸛屎
獸部　兎肉
虫魚部　蠮螉
米穀部　芋　蕪菁　腐婢

麻蕡味辛、平、有毒、主五勞七傷、利五藏、下血寒氣、破積止痺散膿、
多食令見鬼狂走、久服通神明、輕身、一名麻勃、此麻花上勃〻
者七月七日採良　畏牡蠣白薇惡茯苓
腐婢味辛、平、無毒、主痎瘧寒熱邪氣、洩痢、陰不起、止消渇、病酒頭
痛、生漢中即赤小豆花也七月採陰乾

○辛平大寒

淡竹葉味辛平大寒主胸中痰熱欬逆上氣　瀝大寒療暴中風

風痺胸中大熱止煩悶　皮筎微寒主嘔啘溫氣寒熱吐血崩

中溢筋

淡竹葉[illegible]
平門竹葉
下分出

辛平大寒　木部淡竹葉　竹瀝　竹筎

辛微寒

○石膏味辛甘微寒大寒無毒主中風寒熱心下逆氣驚喘口乾舌焦不能息腹中堅痛除邪鬼産乳金瘡除時氣頭痛身熱三焦大熱皮膚熱腸胃中膈氣解肌發汗止消渴煩逆腹脹暴氣喘息咽熱亦可作浴湯一名細石細理白澤者良黃者令人淋生齊山山谷及齊盧山魯蒙山採無時雞子為之使惡莽草馬目毒公

鉛丹味辛微寒主吐逆胃反驚癇癲疾除熱下氣止小便利除毒熱臍攣金瘡溢血鍊化還成九光久服通神明一名鉛華生於鉛生蜀郡平澤

白馬溺味辛微寒主消渴破癥堅積聚男子伏梁積疝婦人瘕疾

辛微寒 玉石部 石膏 鉛丹 白馬溺 馬乳 馬刀

銅器承飲之　馬乳止渴治熱

馬刀味辛微寒有毒主漏下赤白寒熱破石淋殺禽獸賊鼠除五

藏間熱肌中鼠鼷止煩滿補中去厥痹利機關用之當鍊得水

爛人腸又云得水良一名馬蛤生江湖澤池及東海取無時

白馬溺
平門皇
莖下盆

辛寒

水銀味辛寒有毒主疥瘻痂瘍白禿殺皮膚中蝨墮胎除熱以傅

傅男子陰陰消無氣殺金銀銅錫毒鎔化還復為丹久服神仙

不死一名汞生符陵平土出於丹砂　畏慈石

水銀粉味辛冷無毒主通大腸轉小兒疳并瘰癧殺瘡疥癬蟲及

鼻上酒齇風瘡燥痒又名汞粉輕粉峭粉忌一切血本出于丹

砂故也畏慈石石黃藏器　時珍曰治痰涎積滯水腫鼓脹毒瘡

磁石味辛鹹寒無毒主周痺風濕肢節中痛不可持物洗洗酸消

除大熱煩滿及耳聾養腎藏強骨氣益精除煩通關節消癰腫

鼠瘻頸核喉痛小兒驚癇鍊水飲之亦令人有子一名玄石一

辛寒　玉石部　水銀　水銀粉　磁石　凝水石　理石

名處石生太山川谷及慈山山陰有鐵處則生其陽採無時柴胡為之使殺鐵毒惡牡丹莽草畏黃石脂 俗名熁鐵石

○凝水石味辛甘寒大寒無毒主身熱腹中積聚邪氣皮中如火燒煩滿水飲之除時氣熱盛五藏伏熱胃中熱煩滿止渴水腫小腹痺久服不飢一名白水石一名寒水石一名凌水石色如雲母可析者良鹽之精也生常山山谷又中水縣及邯鄲 解巴豆毒畏地榆

理石味辛甘寒大寒無毒主身熱利胃解煩益精明目破積聚去三蟲除榮衛中去來大熱結熱解煩毒止消渴及中風痿痺一名立制石一名肌石如石膏順理而細生漢中山谷及盧山採

無時 滑石為之使惡麻黄

長石味辛苦寒無毒主身熱胃中結氣四肢寒厥利小便通血脉明目去瞖目眇下三蟲殺蠱毒止消渴下氣除脅肋肺間邪氣久服不飢一名方石一名土石一名直石理如馬齒方而潤澤玉色生長子山谷及太山臨淄採無時

粉錫味辛寒無毒主伏尸毒螫殺三蟲去鼈瘕療惡瘡墮胎止小便利一名解錫

防葵味辛甘苦寒無毒主疝瘕腸洩膀胱熱結溺不下欬逆溫瘧癲癇驚邪狂走療五藏虛氣小腹支滿臚脹口乾除腎邪強志久服堅骨髓益氣輕身中火者不可服令人恍惚見鬼一名梨

辛寒 玉石部 長石 粉錫 艸部 防葵 淫羊藿 水萍 丹皮

蓋一名房慈一名爵離一名農果一名利茹一名方蓋生臨淄
川谷及嵩高太山少室三月三日採根暴乾

○淫羊藿味辛寒無毒主陰痿絕傷莖中痛利小便益氣力強志堅
筋骨消瘰癧赤癰下部有瘡洗出蟲丈夫久服令人無子一名
剛前生上郡陽山山谷　薯蕷為之使　一名仙靈脾

○水萍味辛酸寒無毒主暴熱身痒下水氣勝酒長髮鬚主消渴下
氣以沐浴生毛髮久服輕身一名水花一名水白一名水蘇生
雷澤池澤三月採暴乾

○牡丹味辛苦寒微寒無毒主寒熱中風瘈瘲痙驚癇邪氣除癥堅
瘀血留舍腸胃安五藏療癰瘡除時氣頭痛客熱五勞勞氣頭

腰痛風噤癲疾一名鹿韭一名鼠姑生巴郡山谷及漢中二月

八月採根陰乾 畏菟絲子

○葶藶味辛苦寒大寒無毒主癥瘕積聚結氣飲食寒熱破堅逐邪

通利水道下膀胱水伏留熱氣皮間邪水上出面目浮腫身暴

中風熱痱痒利小腹久服令人虛一名丁歷一名蕇蒿一名大

室一名大適生藁城平澤及田野立夏後採實陰乾得酒良 榆皮

為之使惡殭蠶石龍芮

藜蘆味辛苦寒微寒有毒主蠱毒欬逆洩痢腸澼頭瘍疥瘙惡瘡

殺諸蟲毒去死肌療噦逆喉痺不通鼻中息肉馬刀爛瘡不入

湯一名蔥苒一名蔥菼一名山蔥生太山山谷三月採根陰乾

辛寒 葶藶 藜蘆 蔄茹 木部淡竹葉 白棘 溲疏

黄連為之使反細辛
芍藥五参惡大黄

䕡茹味辛酸寒微寒有小毒主蝕惡肉敗瘡死肌殺疥蟲排膿惡血除大風熱氣善忘不樂去熱痺破癥瘕除息肉一名屈据一名離婁生代郡川谷五月採根陰乾黑頭者良 甘草為之使 惡麥門冬

淡竹葉味辛平大寒主胸中大痰熱欬逆上氣 竹葉下 分出

白棘味辛寒無毒主心腹痛癰腫潰膿止痛決刺結療丈夫虚損陰痿精自出補腎氣益精髓一名棘鍼一名棘刺生雍州川谷

溲疏味辛苦寒微寒無毒主身皮膚中熱除邪氣止遺溺通利水道除胃中熱下氣可作浴湯一名巨骨生熊耳川谷及田野故丘墟地四月採 漏蘆為之使

天鼠屎味辛寒無毒主面癰腫皮膚洗洗時痛腹中血氣破寒熱積聚除驚悸去面黑皯一名鼠法一名石肝生合浦山谷十月十二月取惡白斂白薇陶隱居云方家不復用俗不識也

蝦蟇味辛寒有毒主邪氣破癥堅血癰腫陰瘡服之不患熱病療陰蝕疽瘍惡瘡猘犬傷瘡能合玉石一名蟾蜍一名䖹一名去甫一名苦蠪生江湖池澤五月五日取陰乾東行者良俗名癩蝦蟇

斑猫味辛寒有毒主寒熱鬼疰蠱毒鼠瘻疥癬惡瘡疽蝕死肌破石癃血積傷人肌墮胎一名龍尾生河東川谷八月取陰乾馬刀為之使畏巴豆丹參空青惡膚青

地膽味辛寒有毒主鬼疰寒熱鼠瘻惡瘡死肌破癥瘕墮胎蝕瘡辛寒

禽部天鼠屎 蟲魚部蝦蟇 斑猫 地膽

中惡肉、臭中息肉、散結氣石淋去子服一刀圭即下、一名蚖青
一名青蛙生汶山川谷八月取 惡甘草

辛微温

〇伏龍肝味辛微温主婦人崩中吐血止欬逆止血消癰腫毒氣即竈心土

冬灰味辛微温主黒子去肬息肉疽蝕疥瘙一名藜灰生方谷川澤

附熱灰藏器云醋和熱灰熨心腹冷氣痛及血氣絞痛冷即易時珍云治犬咬苦酒和灰傅之又治溺水死用竈中灰一石埋之從頭至足惟七竅良久即甦　附蘓恭云桑薪灰療黒子肬贅功勝冬灰用煮小豆大下水腫藏器云桑灰去風血癥瘕塊又主水癊淋取釅汁作食服三五升又取鼈一頭治如食法以桑灰汁煎如泥和諸癥瘕藥重煎堪丸衆手捻成日服十五丸癥瘕痃癖無不差者其方文多不具載

〇茺蔚子味辛甘微温微寒無毒主明目益精除水氣療血逆大熱頭痛心煩久服輕身　莖主癮疹癢可作浴湯一名益母一名益明一名大札一名貞蔚生海濱池澤五月取

辛微温　玉石部伏龍肝　冬灰　艸部茺蔚子　巴戟天　菥蓂子　杜若

○巴戟天味辛甘微温無毒主大風邪氣陰痿不起強筋骨安五藏補中增志益氣療頭面遊風小腹及陰中相引痛下氣補五藏勞益精利男子生巴郡及下邳山谷二月八月採根陰乾覆盆子為之使惡朝生雷丸丹參

菥蓂子味辛微温無毒主明目目痛淚出除痺補五藏益精光療心腹腰痛久服輕身不老一名蔑菥一名大蕺一名馬辛一名大薺生咸陽川澤及道傍四月五月採暴乾得荊寔細辛良惡乾姜苦參

杜若味辛微温無毒主胸脇下逆氣温中風入腦戶頭腫痛多涕淚出眩倒目䀮䀮止痛除口臭氣久服益精明目輕身令人不忘一名杜衡一名杜蓮一名白連一名白芩一名若芝生武陵

川澤及冤句二月八月採根暴乾得辛荑細辛良惡芫花胡前胡

○生薑味辛微溫主傷寒頭痛鼻塞欬逆上氣止嘔吐久服去臭氣通神明生揵爲川谷及荆州楊州九月採 秦椒爲之使殺半夏莨菪毒惡黄芩黄連天鼠糞

○桔梗味辛苦微溫有小毒主胷脇痛如刀刺腹滿腸鳴幽幽驚恐悸氣利五藏腸胃補血氣除寒熱風痺溫中消穀療咽喉痛下蠱毒一名利如一名房圖一名白藥一名梗草一名薺苨生嵩高山谷及冤句二八月採根暴乾 節皮爲之使得牡蠣遠志療恚怒得消石石羔療傷寒畏白及龍眼龍膽

○大腹味辛微溫無毒主冷熱氣攻心腹大腸壅毒痰膈醋心並以（綱目云味辛）

辛微溫

艸部生薑 桔梗 木部大腹 獸部虎骨 蟲魚部鮀魚甲 葛上亭長 芫青 螢火

薑鹽同煎入䟽氣藥良所出與檳榔相似莖葉根幹小異生南
開寶 圖經云大腹并皮收之謂之大腹檳榔 時珍
海諸國曰大腹皮降逆氣消肌膚中水氣浮腫腳氣壅逆瘴瘧
痞滿胎氣惡阻脹悶又云大腹以形名所以別雞心檳榔也
大腹子與檳榔皆可通用但力比檳榔稍劣耳

○虎骨主除邪惡氣殺鬼疰毒止驚悸主惡瘡鼠瘻頭骨尤良 膏
主狗嚙瘡 爪辟惡魅 肉主惡心欲嘔益氣力
藥性論云虎骨臣殺犬咬毒味辛
微熱無毒治筋骨毒風攣急
屈伸不得走疰疼痛主尸疰腹
痛治溫瘧療傷寒溫氣

鮀魚甲味辛微溫有毒主心腹癥瘕伏堅積聚寒熱女子崩中下
血五色小腹陰中相引痛瘡疥死肌五邪涕泣時驚腰中重痛
小兒氣癃眥潰 肉主少氣吸吸足不立地生南海池澤取無
時蜀漆為之使畏
狗膽芫花甘遂

葛上亭長味辛微温有毒主蠱毒鬼疰破淋結積聚墮胎七月取

暴乾　芫青味辛微温有毒主蠱毒風疰鬼疰墮胎三月取暴乾

螢火味辛微温無毒主明目小兒火瘡傷熱氣蠱毒鬼疰通神精一名夜光一名放光一名熠燿一名即照生階地池澤七月七日取陰乾

水蘇味辛微温無毒主下氣殺穀除飲食辟口臭去毒辟惡氣入服通神明輕身耐老主吐血衄血血崩一名雞蘇一名勞祖一名芥葅一名芥苴生九真池澤七月採

○香薷味辛微温主霍亂腹痛吐下散水腫

蕺味辛微温主蠼螋溺瘡多食令人氣喘一名魚鯹草

辛微温　菜部水蘇　香薷　蕺

辛温

乳公孽味辛温無毒主傷食不化邪結氣惡瘡疽瘻痔利九竅下乳汁男子陰瘡女子陰蝕及傷食病常欲眠睡一名通石殷孽根也青黄色生梁山山谷 木蘭為之使惡細辛

殷孽味辛温無毒主爛傷瘀血洩痢寒熱鼠瘻癥瘕結氣脚冷疼弱一名薑石鍾乳根也生趙國山谷又梁山及南海採無時

惡防已畏术

石灰味辛温主疽瘍疥瘙熱氣惡瘡癩疾死肌墮眉殺痔蟲去黑子息肉療髓骨疽一名惡灰一名希灰生中山川谷

菖蒲味辛温無毒主風寒濕痹欬逆上氣開心孔補五藏通九竅

辛温 玉石部孔公孽 殷孽 石灰 草部菖蒲 木香 細辛

明耳目出聲音主耳聾癰瘡溫腸胃止小便利四肢濕痺不得
屈伸小兒溫瘧身積熱不鮮可作浴湯久服輕身聰耳明目不
忘不迷惑延年益心智高志不老一名昌陽生上洛池澤及蜀
郡嚴道一寸九節者良露根不可用五月十二月採根陰乾
秦皮秦艽爲之使惡地膽麻黃

○木香味辛溫無毒主邪氣辟毒疫溫鬼強志主淋露療氣劣肌中
偏寒主氣不足消毒殺鬼精物溫瘧蠱毒行藥之精久服不夢寤
魘寐輕身致神仙一名蜜香生永昌山谷

○細辛味辛溫無毒主欬逆頭痛腦動百節拘攣風濕痺痛死肌溫
中下氣破痰利水道開胸中除喉痺齆鼻風癇癲疾下乳結汗

不出、血不行、安五藏、益肝膽、通精氣、久服明目、利九竅、輕身長年、一名小辛、生華陰山谷、二月八月採根、陰乾、曾青棗根為之使、得當歸芍藥白芷芎藭牡丹藁本甘草共療婦人、得決明鯉魚膽青羊肝共療目痛、惡狼毒山茱萸黃耆、畏消石滑石、反藜蘆、忌生菜、

赤箭味辛、溫、主殺鬼精物蠱毒惡氣、消癰腫、下支滿、疝、下血、久服益氣力、長陰肥健、輕身增年、一名離母、一名鬼督郵、生陳倉川谷雍州及太山少室、三月四月八月採根、暴乾、開寶云天麻味辛平、無毒、主諸風濕痺、四肢拘攣、小兒風癇、驚氣、利腰膝、強筋力、久服益氣、輕身長年、陶隱居云陳倉屬雍州扶風郡、按此草亦是芝類、云莖赤如箭簳、葉生其端、根如人足、又云如芋、有十二子為衛、有風不動、無風自搖、唐本注云此芝類

卷柏味辛、甘、溫、平、微寒、無毒、主五藏邪氣、女子陰中寒熱痛、癥瘕血閉絕子、止欬逆、治脫肛、散淋結、頭中風眩、痿蹷、強陰益精、久

服輕身和顏色令人好容顏一名萬歲一名豹足一名求股一
名交時生常山山谷石間五月七月採陰乾
〇芎藭味辛溫無毒主中風入腦頭痛寒痺筋攣緩急金瘡婦人血
閉無子除腦中冷動面上遊風去來目淚出多涕唾忽忽如醉
諸寒冷氣心腹堅痛中惡卒急腫痛脅風痛溫中內寒一名胡
藭一名香果其葉名蘼蕪生武功川谷斜谷西嶺三月四月採
根暴乾　得細辛療金瘡止痛得牡蠣療頭風吐逆白芷為之使
蘼蕪味辛溫無毒主欬逆定驚氣辟邪惡除蠱毒鬼疰去三蟲久
服通神主身中老風頭中久風風眩一名薇蕪一名茳蘺芎藭
苗也生雍州川澤及寃句四月五月採葉暴乾

徐長卿味辛、溫無毒、主鬼物百精蠱毒、疫疾邪惡氣溫瘧、久服強
悍輕身、益氣延年、一名鬼督郵生太山山谷及隴西三月採
雲實味辛苦、溫無毒、主洩痢腸澼、殺蟲蠱毒、去邪惡結氣、止痛除
寒熱、消渴、花主見鬼精物、多食令人狂走、殺精物、下水、燒之
致鬼、久服輕身、通神明、益壽一名員寔一名雲英一名天豆生
河間川谷十月採暴乾

○乾薑味辛、溫大熱無毒、主胸滿欬逆上氣、溫中止血出汗逐風濕
痺腸澼下痢、寒冷腹痛中惡霍亂脹滿風邪諸毒、皮膚間結氣
止唾血生者尤良

白芷味辛溫、無毒、主女人漏下赤白血閉陰腫、寒熱風頭侵目淚

出長肌膚潤澤可作面脂療風邪久渴吐嘔兩脇滿風痛頭眩
目痒可作膏藥面脂潤顏色一名芳香一名白茝一名囂一名
莞一名苻蘺一名澤芳芬葉名蒿麻可作浴湯生河東川谷下
澤二月八月採根暴乾 當歸為之使惡旋復花

○藁本味辛苦溫微溫微寒無毒主婦人疝瘕陰中寒腫痛腹中急
除風頭痛長肌膚悅顏色辟霧露潤澤療風邪嚲曳金瘡可作
沐藥面脂 寔主風流四肢一名鬼卿一名地新一名微莖生
崇山山谷正月二月採根暴乾三十日成 惡䕡茹

○款冬花味辛甘溫無毒主欬逆上氣善喘喉痺諸驚癇寒熱邪氣
消渴喘息呼吸一名槖吾一名顆凍一名虎鬚一名菟奚一名

氏冬生常山〻谷及上黨水傍十一月採花陰乾杏仁為之使得紫菀良惡
皂莢消石玄參畏貝母辛夷麻黄黄耆黄芩黄連青葙

紅藍花味辛温無毒主產後血暈口噤腹內惡血不盡絞痛胎死
腹中並酒煮服亦主蠱毒下血堪作燕脂其苗生擣碎傅遊腫
其子吞數顆主天行瘡子不出其燕脂主小兒聤耳滴耳中生
梁漢及西域一名黄藍博物志云黄藍張騫所得今倉魏地亦種之開寶

延胡索味辛温無毒主破血產後諸病因血所為者婦人月經不
調腹中結塊崩中淋露產後血暈暴血上因損下血或酒摩及
煮服生奚國根如半夏色黄開寶

肉豆蔻味辛温無毒主鬼氣温中治積冷心腹脹痛霍亂中惡冷

辛温艸部 紅花 延胡索 肉豆蔻 砂仁 白藥 華澄茄 紅豆蔻

痓嘔沫冷氣消食止洩小兒乳霍其形圓小皮紫緊薄中肉辛
辣生胡國胡名迦拘勒 開寶 俗名肉果

○縮砂蜜味辛溫無毒主虛勞冷瀉宿食不消赤白洩痢腹中虛痛
下氣生南地苗似廉薑形如白豆蔻其皮緊厚而皺黃赤色八
月採 開寶 俗名砂仁

白藥味辛溫無毒主金瘡生肌出厚州

○華澄茄味辛溫無毒主下氣消食皮膚風心腹間氣脹令人能食
療鬼氣能染髮及香身生佛誓國似梧桐子及蔓荊子微大亦
名毗陵茄子 開寶

○紅豆蔻味辛溫無毒主腸虛水瀉心腹攪痛霍亂嘔吐酸水解酒

毒不宜多服令人舌麗不思飲食云是高良薑子其苗如蘆葉
似薑花作穗嫩葉卷而生微
帶紅色生南海
諸谷 開寶

蒔蘿味辛溫無毒主小兒氣脹霍亂嘔逆腹冷食不下兩肋痞滿
生佛誓國如馬芹子辛香亦名慈謀勒 開寶

女菀味辛溫無毒主風寒洗洗霍亂洩痢腸鳴上下無常處驚癇
寒熱百病療肺傷欬逆出汗久寒在膀胱支滿飲酒夜食發病
一名白菀一名織女菀一名茆生漢中川谷或山陽正月二月
採陰乾 畏鹵鹹

○ 附子味辛甘溫大熱有大毒主風寒欬逆邪氣溫中金瘡破癥堅
積聚血瘕寒濕踒躄拘攣膝痛脚疼冷弱不能行步腰脊風寒

心腹冷痛霍亂轉筋下痢赤白堅肌骨强陰又墮胎爲百藥長生犍爲山谷及廣漢冬月採爲附子春採爲烏頭地膽爲之使惡蜈蚣畏防風黑豆甘草黄耆人参烏韭

○烏頭味辛甘温大熱有大毒主中風惡風洗洗出汗除寒濕痺欬逆上氣破積聚寒熱消胷上痰冷食不下心腹冷疾臍間痛肩胛痛不可俛仰目中痛不可久視又墮胎其汁煎之名射罔殺禽獸

烏喙味辛微温有大毒主風温丈夫腎濕陰囊痒寒熱歷節掣引腰痛不能行步癰腫膿結又墮胎生朗陵山谷正月二月採陰乾長三寸已上爲天雄莽草爲之使反半夏栝樓貝母白斂白及惡藜蘆

天雄味辛甘温大温有大毒主大風寒濕痺歷節痛拘攣緩急破

積聚邪氣金瘡强筋骨輕身健行療頭面風去來疼痛心腹結
積關節重不能行步除骨間痛長陰氣强志令人武勇力作不
倦又墮胎一名白幕生少室山谷二月採根陰乾 遠志為之使 惡腐婢
草烏頭兩頭尖曰華云土附子味莶辛熱有毒時珍云草烏頭
治頭風喉痺癰腫疔毒兩頭尖治大風頑痺又云草烏乃至毒
之藥止能搜風勝濕開頑痰治頑瘡以毒攻毒而已豈有川
烏川附補右腎命門之功哉自非風頑急疾不可輕投此即烏
頭之野生者俗名草烏頭其偶生兩岐者為烏喙俗名兩頭尖
反半夏括樓貝母白歛白芨惡藜蘆伏丹砂砒石忌豉汁畏飴
糖黑豆冷水能解其毒
羊躑躅味辛温有大毒主賊風在皮膚中淫〻痛温瘧惡毒諸痺
邪氣鬼疰蠱毒一名玉支生太行山川谷及淮南山三月採花陰乾 一名鬧羊花
鬼臼味辛温微温有毒主殺蠱毒鬼疰精物辟惡氣不祥逐邪解
百毒療欬嗽喉結風邪煩惑失魄妄見去目中膚翳殺大毒不

辛温 艸部 羊躑躅 鬼臼 續隨子 穀精草

入湯一名爵犀一名馬目毒公一名九臼一名天臼一名解毒
生九真山谷及寃句二月八月採根（畏垣衣）

續隨子味辛温有毒主婦人血結月閉癥瘕痃癖瘀血蠱毒鬼疰
心腹痛冷氣脹滿利大小腸除痰飲積聚下惡滯物莖中白汁
剥人面皮去䵟黵生蜀郡及處處有之苗如大戟一名拒冬一
冬名千金子（開寶）

○穀精草味辛温無毒主療喉痺齒風痛及諸瘡疥飼馬主蟲顙毛
焦等病二月三月於穀田中採之一名戴星草花白而小圓似
星故有此名爾（開寶）

○牡桂味辛温無毒主上氣欬逆結氣喉痺吐吸心痛脇風脇痛温

筋通脉止煩出汗利關節補中益氣久服通神輕身不老生南
海山谷
菌桂味辛温無毒主百病養精神和顔色爲諸藥先聘通使久服
輕身不老面生光華媚好常如童子生交阯桂林山谷巖崖間
無骨正圓如竹立秋採
桂味甘辛大熱有小毒主温中利肝肺氣心腹寒熱冷疾霍亂轉
筋頭痛腰痛出汗止煩止唾欬嗽鼻齆能墮胎堅骨節通血脉
理疏不足宣導百藥無所畏久服神仙不老生桂陽二月八月
十月採皮陰乾得人參麥門冬甘草大黄黄芩調中益氣得茈
胡紫石英乾地黄療吐逆藥性論云桂心君亦
名紫桂殺草木毒忌生葱味苦辛無毒主治九種心痛殺三蟲
主破血通利月閉治軟脚痺不仁治胞衣不下除欬逆結氣擁
辛温　木部牡桂　箘桂　桂　桂心　五加皮

痺止腹內冷氣痛不可忍主下痢治息鼻息肉日華子云桂心治一切風氣補五勞七傷通九竅利關節益精明目暖腰膝破痃癖癥瘕消瘀血治風痺骨節攣縮續筋骨生肌肉

乾漆味辛溫無毒有毒主絕傷補中續筋骨填髓腦安五藏五緩六急風寒濕痺療欬嗽消瘀血痞結腰痛女子疝瘕利小腸去蚘蟲　生漆去長蟲久服輕身耐老生漢中川谷夏至後採乾之半夏為之使畏雞子今又忌油脂

五加皮味辛苦溫微寒無毒主心腹疝氣腹痛益氣療躄小兒不能行疽瘡陰蝕男子陰痿囊下濕小便餘瀝女人陰痒及腰脊痛兩脚疼痺風弱五緩虛羸補中益精堅筋骨強志意久服輕身耐老一名犲漆一名犲節五葉者良生漢中及冤句五月七

月採莖十月採根陰乾 遠志爲之使畏蛇皮玄參

辛夷味辛溫無毒主五藏身體寒熱風頭腦痛面䵟溫中解肌利九竅通鼻塞涕出治面腫引齒痛眩冒身兀兀如在車船之上者生鬚髮去白蟲久服下氣輕身明目增年耐老可作膏藥用之去心及外毛毛射人肺令人欬一名辛矧一名侯桃一名房木生漢中川谷九月採實暴乾 芎藭爲之使惡五石脂畏菖蒲蒲黃黃連石膏黃環 即木筆花

吳茱萸味辛溫大熱有小毒主溫中下氣止痛欬逆寒熱除濕血痺逐風邪開腠理去痰冷腹內絞痛諸冷實不消中惡心腹痛逆氣利五藏 根殺三蟲根白皮殺蟯蟲治喉痺欬逆止洩注食不消女子經産餘血療白癬一名藙生上谷川及寃句九月

辛溫 木部 辛夷 吳茱萸 附食茱萸 檳榔 秦椒 蜀椒

九日採陰乾蓡寔為之使惡丹參消石白堊畏紫石英

食茱萸蘇恭云味辛苦大熱無毒功同吳茱萸力少劣爾療
水氣用之佳

○檳榔味辛溫無毒主消穀逐水除痰澼殺三蟲伏尸療寸白生南海

秦椒味辛溫生溫熟寒有毒主風邪氣溫中除寒痺堅齒髮明目
療喉痺吐逆疝瘕去老血產後餘疾腹痛出汗利五藏久服輕
身好顏色耐老增年通神生太山川谷及秦嶺上或琅琊八月
九月採寔 惡栝樓防葵畏雌黃

○蜀椒味辛溫大熱有毒主邪氣欬逆溫中逐骨節皮膚死肌寒濕
痺痛下氣除六腑寒冷傷寒溫瘧大風汗不出心腹留飲宿食
腸澼下痢洩精女子字乳餘疾散風邪瘕結水腫黃疸鬼疰蠱

毒殺蟲魚毒久服之頭不白輕身增年開腠理通血脈堅齒髮

調關節耐寒暑可作膏藥多食令人乏氣口閉者殺人一名巴

椒一名蓎藙生武都川谷及巴郡八月採實陰乾杏仁為之使畏款冬花

椒目唐本云味苦寒無毒主水腹脹滿利小便權曰椒目使味苦辛有

小毒治十二種水氣和巴豆菖蒲松脂以臘溶為筒子內耳

中抽腎氣虛耳中如風水鳴或如打鐘磬之聲卒暴聾一日

一易神驗

烏藥味辛溫無毒主中惡心腹痛蠱毒疰忤鬼氣宿食不消天行

疫瘴膀胱腎間冷氣攻衝背膂婦人血氣小兒腹中諸蟲其葉

及根嫩時採作茶片炙碾煎服能補中益氣偏止小便滑數生嶺

南邕容州及江南樹生似茶高丈餘一葉三椏葉青陰白根色

黑褶作車轂形狀似山芍藥根又似烏樟根自餘直根者不堪

一名旁其八月採其根 開寶

墨味辛藏器云溫無毒止血生肌膚合金瘡主產後血運崩中卒下血

辛溫 林部烏藥 畏之 百草霜 巴豆 皂莢

醋摩服之亦主眯目物芒入目摩點瞳子上又止血痢及小兒
容忤擣篩和水溫服之好墨入藥麁者不堪開寶
百草霜味辛溫無毒主消化積滞入下食藥中用蘇頌
巴豆味辛溫生溫熟寒有大毒主傷寒溫瘧寒熱破癥瘕結聚堅
積留飲痰癖大腹水脹蕩練五藏六府開通閉塞利水穀道去
惡肉除鬼毒蠱疰邪物殺蟲魚療女子月閉爛胎金瘡膿血不
利丈夫陰殺斑猫毒可練餌之益血脉令人色好變化與鬼神
通一名巴椒生巴郡川谷八月採陰乾用之去心皮芫花為之使惡蘘草
畏大黄黄連藜蘆
皂莢味辛鹹溫有小毒主風痺死肌邪氣風頭淚出利九竅殺精

物療腹脹滿消穀除欬嗽囊結婦人肥不落明目益精可為沐
藥不入湯生雍州川谷及魯郡縣如猪牙者良九月十月采莢
陰乾栢寔為之使惡麥冬畏空青人參苦參　宗奭曰子炒舂
去赤皮以水浸軟煮熟糖漬食之疏導五藏風熱壅
刺一名天丁蘇頌曰米醋熬嫩刺作濃煎塗瘡癬有奇效
時珍曰治癰腫妬乳風癘惡瘡胎衣不下殺蟲
肥皂莢味辛溫微毒主去風濕下痢便血瘡癬腫毒時珍
欒寔根味辛溫無毒主邪氣諸痺疼酸續絶傷補骨髓一名連木
生蜀郡山谷採無時
檀香陶隱居云白檀消風熱腫　陳藏器云主心腹霍亂中惡鬼
氣氣殺蟲白檀樹如檀出南海　日華子云檀香熱無毒治
心痛霍亂腎氣腹痛濃煎服
水磨傳外腎并腰腎痛處
樟材味辛溫無毒主惡氣中惡心腹痛鬼疰霍亂腹脹宿食不消

辛溫　木部欒寔根　樟材　樟腦　綱目芳草荼　菜部假蘇　蘇　薄荷

常吐酸臭水酒煮服無藥處用之煎湯浴脚氣疥癬風癢作履

除脚氣藏器

樟腦味辛温熱無毒主通關竅利滞氣治中惡邪氣霍亂心腹痛寒

濕脚氣疥癬風瘙齲齒殺蟲辟蠹着鞵中去脚氣時珍

山柰味辛温無毒主暖中辟瘴癘惡氣治心腹冷氣痛寒濕霍亂

風蟲牙痛入合諸香用時珍

假蘇味辛温無毒主寒熱鼠瘻瘰癧生瘡破結聚氣下瘀血除濕

痺一名鼠蓂一名薑芥生漢中川澤呉普本草云假蘇一名荊芥葉似落藜而細蜀中生

噉之反驢肉無鱗魚黄顙魚蟹

蘇味辛温主下氣除寒中其子尤良

○薄荷味辛苦溫無毒主賊風傷寒發汗惡氣心腹脹滿霍亂宿食不消下氣煮汁服亦堪生食人家種之飲汁發汗大解勞乏唐本

○莽草味辛苦溫有毒主風頭癰腫乳癰疝瘕除結氣疥瘙殺蟲魚療喉痺不通乳癰頭風癢可用沐勿令入眼一名葞一名春草生上谷山谷及冤句五月採葉陰乾

○益智子味辛溫無毒主遺精虛漏小便餘瀝益氣安神補不足安三焦調諸氣夜多小便者取二十四枚碎入鹽同煎服有奇驗藏器

○芫花味辛苦溫微溫有小毒主欬逆上氣喉鳴喘咽腫短氣蠱毒鬼瘧疝瘕癰腫殺蟲魚消胷中痰水喜唾水腫五水在五藏皮

辛溫 木部莽草 益智仁 芫花 獸部麝香 麋脂

膚及腰痛下寒毒肉毒久服令人虛一名去水一名毒魚一名杜芫其根名蜀桑根療疥瘡可用毒魚生淮源川谷三月三日採花陰乾 決明為之使反甘草

○麝香味辛溫無毒主辟惡氣殺鬼精物溫瘧蠱毒癇痓去三蟲療諸凶邪鬼氣中惡心腹暴痛脹急痞滿風毒婦人產難墮胎及去面䵟目中膚翳久服除邪不夢寤魘寐通神明生中臺川谷及益州雍州山中春分取之生者良

麋脂味辛溫無毒主癰腫惡瘡死肌寒風濕痺四肢拘緩不收風頭腫氣通腠理柔皮膚不可近陰令痿一名宮脂 畏大黄 角味甘無毒主痺止血益氣力生南山山谷及淮海邊十月取

○鮑魚味辛臭温無毒主墜墮骸蹷踠折瘀血血痺在四肢不散者

女子崩中血不止勿令中鹹

○蜈蚣味辛温有毒主鬼疰蠱毒噉諸蛇蟲魚毒殺鬼物老精温瘧

去三蟲療心腹寒熱結聚墮胎去惡血生大吳川谷江南赤頭

足者良

○馬陸味辛温有毒主腹中大堅癥破積聚息肉惡瘡白禿療寒熱

痞結脇下滿一名百足一名馬軸生玄菟川谷

○豆蔻味辛温無毒主温中心腹嘔吐去口臭氣生南海 即草果

○橘柚味辛温無毒主胸中瘕熱逆氣利水穀下氣止嘔欬除膀胱

留熱停水五淋利小便主脾不能消穀氣衝胸中吐逆霍亂止

辛温 蟲魚部鮑魚 蜈蚣 馬陸 果部橘柚 菜部胡荽 芥 白芥子 蓼實 馬蓼

洩去寸白久服去臭下氣通神輕身長年一名橘皮生南山川
谷生江南十月採
胡荽味辛溫一云微寒微毒消穀治蔵五補不足利大小腸通小腹氣
拔四肢熱止頭痛療痧疹豌豆瘡不出作酒歕之立出通心竅
久服令人多忘發腋臭脚氣根發痼疾子主小兒秃瘡油煎傅之亦主蠱五痔及食肉
中毒下血煮冷取汁服并州人呼為香荽入藥炒用 嘉祐
芥味辛溫無毒歸鼻主除腎邪氣利九竅明耳目安中久食溫中
白芥味辛溫無毒主冷氣子主射工及疰氣上氣發汗胸膈痰冷面黄生河東 開寶
蓼實味辛溫無毒主明目溫中耐風寒下水氣面目浮腫癰瘍葉
歸舌除大小腸邪氣利中益志 馬蓼去腸中蛭蟲輕身生雷澤川澤

薤味辛苦温無毒主金瘡瘡敗輕身不飢耐老歸於骨菜芝也除
寒熱去水氣温中散結利病人諸瘡中風寒水腫以塗之生魯
山平澤
葫蒜也味辛温有毒主散癰腫䘌瘡除風邪殺毒氣獨子者亦佳歸
五藏久食傷人損目明五月五日採
蒜小蒜也味辛温有小毒歸脾腎主霍亂腹中不安消穀理胃温中
除邪痺毒氣五月五日採之
杜蘅味辛温無毒主風寒欬逆香人衣體生山谷三月三日採根
熟洗暴乾一名土細辛一名馬蹄香
仙茅味辛温有毒主心腹冷氣不能食脚腰脚風冷攣痺不能行
辛温 菜部薤 葫 蒜 補艸部杜蘅 仙茅 女萎 綱目石部粉霜

丈夫虛勞老人失溺無子益陽道久服通神強記助筋骨益肌膚長精神明目一名獨茅根一名茅爪子一名婆羅門參開寶

女萎味辛溫無毒止下消食李當之本草

粉霜味辛溫有毒主下痰延消積滯利水與輕粉同功時珍

辛大熱温

礜石味辛甘大熱生温熟熱有毒主寒熱鼠瘻蝕瘡死肌風痺腹中堅癖邪氣除熱明目下氣除膈中熱止消渇益肝氣破積聚痼冷腹痛去鼻中息肉久服令人筋攣火錬百日服一刀圭不錬服則殺人及百獸一名青分石一名立制石一名固羊石一名白礜石一名太白石一名澤乳一名食塩生漢中山谷及少室採無時 得火良棘針為之使惡馬目毒公鶩屎虎掌細辛畏水

○高良薑辛大温主暴冷胃中冷逆霍亂腹痛

○華撥味辛大温無毒主温中下氣補腰脚殺腥氣消食除胃冷陰疝痃癖其根名華撥没主五勞七傷陰汗核腫生波斯國比藥

辛大熱温 玉石部礜石 草部高良薑 華撥 補骨脂 白豆蔻 木部胡椒 草部側子

叢生莖葉似蒟醬子緊細味辛烈於蒟醬 今附

補骨脂味辛大温無毒主五勞七傷風虛冷骨髓傷敗腎冷精流及婦人血氣墮胎一名破故紙生廣南諸州及波斯國樹高三四尺葉小似薄荷其舶上來者最佳 開寶

白豆蔻味辛大温無毒主積冷氣止吐逆反胃消穀下氣出伽古羅國呼為多骨形如芭蕉葉似杜若長八九尺冬夏不凋花淺黃色子作朶如葡萄其子初出微青熟則變白七月採 開寶

胡椒味辛大温無毒主下氣温中去痰除臟腑中風冷生西戎形如鼠李子調食用之味甚辛辣 唐本草

側子味辛大熱有大毒主癰腫風痺歷節腰脚疼冷寒熱鼠瘻又墮胎

鹹平

黑石脂味鹹平、無毒、主養腎氣、強陰、主陰蝕瘡、止腸澼泄痢、療口瘡咽痛、久服益氣、不飢延年、一名石涅、一名石墨、出潁川陽城
採無時

鐵粉味鹹平、無毒、主安心神、堅骨髓、除百病、變白潤肌膚、令人不老體健能食、久服令人身重肥黑、合和諸藥各有所主、其造作粉飛錬有法、文多不載、人多取雜鐵作屑飛之、令體重、真鋼則不爾、其針砂市人錯鑠鐵為之屑、和砂飛為粉、賣之、飛錬家亦莫辨也 ○取鋼鐵為粉勝之 ○開寶

○

浮石鹹平無毒止渇治淋殺野獸毒寇宗奭曰水飛去目翳震亨曰清金降火消積塊化老痰潤下寒降火色白體輕入肺清其上源止渇止嗽通淋軟堅除上焦痰熱消癭瘤結核一名海石　諸家本草附記

鹹平　玉石部黑石脂　鐵粉　浮石　草部黑芝　決明子　雚菌　人部人中白

黑芝味鹹平主癃利水道益腎氣通九竅聰察久食輕身不老延年神仙一名玄芝生常山 畏惡使得同紫芝

○決明子味鹹苦甘平微寒無毒主青盲目淫膚赤白膜眼赤痛淚出療唇口青久服益精光輕身生龍門川澤石決明生豫章十月十日採陰乾百日 蓍實爲之使惡大麻子

雚菌味鹹甘平微温有小毒主心痛温中去長蟲白癬蟯蟲蛇螫毒癥瘕諸蟲疽蝸去蚘蟲寸白惡瘡一名雚蘆生東海池澤及渤海章武八月採陰乾 得酒良畏雞子

垽 魚靳切

○溺白垽療鼻衄湯火灼瘡 唐本 日華子云人白中凉治傳尸熱勞肺痿心膈熱鼻洪吐血羸瘦渴疾

白馬莖味鹹甘平無毒主傷中脉絶陰不起強志益氣長肌肉肥

健生子小兒驚癇陰乾百日　眼主驚癇腹滿瘧疾當殺用之、
懸蹄主驚邪瘈瘲乳難、辟惡氣鬼毒蠱疰不祥、止衄血內漏、
齲齒生雲中平澤　白馬蹄療婦人瘻下白崩、赤馬蹄療婦
人赤崩　齒主小兒驚癇　鬐頭膏主生髮　鬐毛主女子崩
中赤白　心主喜忘　肺主寒熱小兒莖痿　頭骨主喜眠、令
人不睡

馬藺另入辛苦寒門　䍽入微温門　滿入辛微寒門

牡狗陰莖味鹹平無毒、主傷中陰痿不起、令強熱大生子、除女子
帶下十二疾、一名狗精、六月上伏取陰乾百日　膽主明目痂
瘍惡瘡　心主憂恚氣除邪　腦主頭風痺下部䘌瘡鼻中息
肉　齒主癲癇寒熱卒風痱伏日取之　頭骨主金瘡止血

鹹平　獸部白馬莖　牡狗莖　六畜毛蹄甲　禽部伏翼　鴟頭　白鴿　左盤龍

四脚蹄煮飲之下乳汁　白狗血味鹹無毒主癲疾發作　屎
中骨主寒熱小兒驚癇
六畜毛蹄甲味鹹平有毒主鬼疰蠱毒寒熱驚癇癲痓狂走駱駝
毛尤良
伏翼味鹹平無毒主目瞑痒痛療淋利水道明目夜視有精光久
服令人喜樂媚好無憂一名蝙蝠生太山川谷及人家屋間立
夏後採陰乾　莧實雲實為之使
鵰頭味鹹平無毒主頭風眩顛倒癇疾
白鴿味鹹平無毒肉主解諸藥毒及馬久患疥　屎主馬疥　細目
屎名
左盤龍味辛溫微毒消瘰癧療破傷風及陰瘡腹痛面青蛕蟲
腹痛傳頭瘡白禿

狗血另入
鹹酸溫

牡蠣味鹹平微寒無毒主傷寒寒熱温瘧洒洒驚恚怒氣除拘緩鼠瘻女子帶下赤白除留熱在關節營衛虛熱去來不定煩滿止汗心痛氣結止渇除老血澀大小腸止大小便療洩精喉痺欬嗽心脇下痞熱久服强骨節殺邪鬼延年一名蠣蛤一名牡蛤生東海池澤採無時（貝母為之使得甘草牛膝遠志蛇牀良惡麻黄呉茱萸辛夷）

○龜甲味鹹甘平有毒主漏下赤白破癥瘕痎瘧五痔陰蝕濕痺四肢重弱小兒顖不合頭瘡難燥女子陰瘡及驚恚氣心腹痛不可久立骨中寒熱傷寒勞復或肌體寒熱欲死以取作湯良久服輕身不飢益氣資智亦使人能食一名神屋生南海池澤及湖水中採無時勿令中濕中濕即有毒（惡沙參蜚蠊）

鹽平　出魚部　牡蠣　龜甲　鼈甲　桑螵蛸　石決明　蠶退　白殭蠶

○鱉甲味鹹平無毒主心腹癥瘕堅積寒熱去痞息肉陰蝕痔惡肉療溫瘧血瘕腰痛小兒脇下堅生丹陽池澤取無時 惡礬石

鱉肉男人甘味閑

○桑螵蛸味鹹甘平無毒主傷中疝瘕陰痿益精生子女子血閉腰痛通五淋利小便水道又療男子虛損五藏氣微夢寐失精遺溺久服益氣養神一名蝕肬生桑枝上螳螂子也二月三月採蒸之當火炙不爾令人泄 得龍骨療泄精 畏旋覆花

○石決明味鹹平無毒主目障翳痛青盲久服益精輕身生南海

蠶退主血風病益婦人一名馬鳴退近世醫家多用蠶退紙 而東方諸醫用蠶欲老眠起所蛻皮雖二者之用各殊然東人所用者為正用之當微炒和諸藥可作丸散服 嘉祐

○白殭蠶味鹹辛平無毒主小兒驚癇夜啼去三蟲滅黑䵟令人面

色好男子陰瘍病女子崩中赤白産後餘痛滅諸瘡瘢痕生顔
川平澤四月取自死者勿令中濕濕有毒不可用
紫貝明目去熱毒唐本
蛇蛻味鹹甘平無毒主小兒百二十種驚癇瘈瘲癲疾寒熱腸痔
蟲毒蛇癇弄舌搖頭大人五邪言語僻越惡瘡嘔欬明目火熬
之良一名龍子衣一名蛇符一名龍子皮一名龍子單衣一名弓
皮生荊州川谷及田野五月五日十五日取之良畏磁石及酒
○蛤蚧味鹹平有小毒主久肺勞傳尸殺鬼物邪氣療咳嗽下淋瀝
通水道生嶺南山谷及城墻或大樹間身長四五寸尾與身等
尾或見人欲取之多自嚙斷其尾人即不取之凡採之者須存
其尾則用之力全故也方言曰桂林之中守宮能鳴者謂蛤蚧

蟲平 虫魚部 紫貝 蛇蛻 蛤蚧 水乇

蓋相似也〇開寶 日華子云無毒治肺氣止嗽并通月經下石淋及治血又名蛤蠏合藥去頭足洗去鱗鬣內不淨以酥炙用良 劉純云氣液衰陰血竭者宜用之

水蛭味鹹苦平微寒有毒主逐惡血瘀血月閉破血瘕積聚無子利水道又墮胎一名蚑一名至掌生雷澤池澤五月六月採暴乾 俗名馬蝗

貝子味鹹平有毒主目翳鬼疰蠱毒腹痛下血五癃利水道除寒熱溫疰解肌散結熱燒用之良一名貝齒生東海池澤

鹹微寒

葒草味鹹微寒無毒主消渴去熱明目益氣一名鴻藹如馬蓼而

大生水傍五月採寔

石長生味鹹苦微寒有毒主寒熱惡瘡大熱辟鬼氣不祥下三蟲

一名丹草生咸陽山谷

○紫真檀味鹹微寒主惡毒風毒

○粟米味鹹微寒無毒主養腎氣去脾胃中熱益氣陳者味苦主胃

熱消渴利小便

鹹微寒　艸部葒草　石長生　木〻　〻檀　米穀部粟米

剖昆布 壬

鹹寒

石蠏味鹹寒無毒主青盲目淫膚瞖及丁瞖漆瘡生南海又云是尋常蟹
爾年月深久水沫相著因化成石每遇海潮即飄出又一般入
洞穴年深者亦然皆細研水飛入諸藥相佐用之點目良○開寶

戎鹽味鹹寒無毒主明目目痛益氣堅肌骨去毒蠱心腹痛溺血
吐血齒舌血出一名胡鹽生胡鹽山及西羌北地酒泉福祿城
東南角北海青南海赤十月採一名石鹽俗名青鹽

蓋石味鹽寒無毒主熱豌豆瘡丁毒等腫生土石間狀如蓋有五
種色白者最良所在有之以爛不磣者好齊州歷城東者良唐本

昆布味鹹寒無毒主十二種水腫癭瘤聚結氣瘻瘡生東海

青黛味鹹寒無毒主解諸藥毒小兒諸熱驚癇發熱天行頭痛寒

鹹寒 玉石部 石蟹 戎 蓋石 草 昆 黛 爵牀 獸部 羚羊角 蟲魚部 蟹

熱并水研服之亦摩傅熱瘡惡腫金瘡下血蛇犬等毒從波斯
國來及太原并廬陵南康等染澱亦堪傅熱惡腫蛇虺螫毒染
甕上池沫紫碧色者用之同青黛功開寶

爵牀味鹹寒無毒主腰脊痛不得著牀俛仰艱難除熱可作浴湯
生漢中川谷及田野

○羚羊角味鹹苦寒微寒無毒主明目益氣起陰去惡血注下辟蠱毒惡
鬼不祥安心氣常不魘寐療傷寒時氣寒熱熱在肌膚溫風注
毒伏在骨間除邪氣驚夢狂越僻謬及食噎不通久服強筋骨
輕身起陰益氣利丈夫生石城山谷川及華陰山採無時

蟹味鹹寒有毒主胸中邪氣熱結痛喎僻面腫敗漆燒之致鼠解

結散血愈漆瘡養筋益氣、　爪主破胞墮胎生伊洛池澤諸水
中取無時　殺莨菪毒漆毒
蚱蟬味鹹甘寒無毒主小兒驚癇夜啼癲病寒熱驚悸婦人乳難
胞衣不出又墮胎生楊柳上五月採蒸乾之勿令蠹
別録云蟬蛻（時珍曰）味鹹甘寒（無毒母別録）主小兒驚癇婦人生子不出燒灰水服之
治久痢　藥性云（殼）使主治小兒（渾身）壯熱驚癇（兼能）止渴　宗奭云除目
昏障翳又以水煎汁服治小兒（出）瘡疹出不快甚良　時珍曰治頭
風眩運皮膚風熱痘疹作癢破傷風及丁腫毒瘡大人失音小
兒噤風天弔驚哭夜啼陰腫又云蟬乃土木餘氣所化飲風吸
露其氣清虛故主療一切風熱証大抵治臟府經絡當用蟬身
治皮膚瘡瘍風熱當
用蟬蛻各從其類也
蛞蝓味鹹寒無毒主賊風喎僻軼筋及脱肛驚癇攣縮一名陵蠡
一名土蝸一名附蝸生太山池澤及陰地沙石垣下八月取

鹹寒　蟲魚部　蚱蟬、蛻　蛞蝓　子　蜚蠊　䗪蟲　蛤蜊　蛤粉

蝸牛味鹹寒主賊風喎僻踠跌大腸下脫肛筋急及驚癇即負殼蜒蚰
石龍子味鹹寒有小毒主五癃邪結氣破石淋下血利小便水道
一名蜥蜴一名山龍子一名守宮一名石蜴生平陽川谷及荊
州石間五月取著石上令乾悪硫黄斑猫蕪荑
蜚蠊味鹹寒有毒主血瘀癥堅寒熱破積聚喉咽痺内寒無子通
利血脉生晉陽川澤及人家屋間立秋採別録云形似蠶蛾腹下赤
○䗪蟲味鹹寒有毒主心腹寒熱洗洗血積癥瘕破堅下血閉生子
大良一名地鼈一名土鼈生河東川澤及沙中人家墻壁下土
中濕處十月暴乾畏皂莢昌蒲
蛤蜊冷無毒潤五藏止消渴開胃解酒毒主老癖能為寒熱者及

婦人血塊、煮食之、此物性雖冷、乃與丹石相反、服丹石人食之、

令腹結痛、禹錫　蛤蜊粉 味鹹寒無毒 釋名海蛤粉 主熱痰溫痰老痰頑痰疝氣白

濁帶下、同香附末薑汁調服主心痛、震亨

○白頸蚯蚓、味鹹寒、大寒、無毒、主蛇瘕、去三蟲伏尸鬼疰蠱毒、殺長

蟲、仍自化作水、療傷寒伏熱狂謬大腹黃疸、一名土龍生平土

三月取陰乾

石蠶味鹹寒、有毒、主五癃、破石淋、墮胎、肉解結氣、利水道、除熱、

一名沙蝨生江漢池澤

蜣蜋味鹹寒、有毒、主小兒驚癇瘈瘲腹脹寒熱、大人癲疾狂易、手

足端寒肢滿賁豚、一名蛣蜣火熬之良生長沙池澤五月五日

鹹寒　蟲魚部　白頸蚯蚓　石蠶　蜣蜋　螻蛄

取蒸藏之臨用當久勿置水中令人吐　畏羊角石羔

螻蛄味鹹寒無毒主產難出肉中刺潰癰腫下哽噎解毒除惡瘡

一名螻蛄一名天螻一名螜生東城平澤夜出者良夏至取暴

乾

鹹微温

陽起石味鹹微温無毒主崩中漏下破子藏中血癥瘕結氣寒熱腹痛無子陰痿不起補不足療男子莖頭寒陰下濕痒去臭汗消水腫久服不飢令人有子一名白石一名石生一名羊起石雲母根也生齊山山谷及琅邪或雲山陽起山採無時桑螵蛸為之使惡澤瀉菌桂雷丸蛇蜕皮畏菟絲

蠐螬味鹹微温微寒有毒主惡血血瘀痺氣破折血在脇下堅滿痛月閉目中淫膚青瞖白膜療吐血在胸腹不去及破骨踒折血結金瘡内塞産後中寒下乳汁一名蟦蠐一名肥齊一名敦齊生河内平澤及人家積糞草中取無時反行者良蜚蠊為之使惡附子

塩微温 玉

○烏賊魚骨味鹹、微温、無毒。主女子漏下赤白、經汁血閉、陰蝕腫痛、
寒熱癥瘕、無子、驚氣入腹、腹痛環臍、陰中寒腫、令人有子。又止
瘡多膿汁不燥。一名海螵蛸
惡白斂白及附子　肉味酸平、主益氣强志。生東海池澤。
取無時。唐本注云此魚骨療牛馬目中障翳亦療人目中翳用之良也藥性論云烏賊魚骨
使有小毒止婦人漏血主耳聾　孟詵云烏賊骨主目中一切浮翳細研和蜜點之又骨末
治眼中熱淚日華子云　烏賊魚通血脈經骨療血崩殺蟲心痛甚者炒其
墨醋調服也又名纜魚鬚脚悉在眼前風波稍急即以鬚粘石爲纜

鹹温

○食塩味鹹温無毒主殺鬼蠱邪疰毒氣下部𧏾瘡傷寒寒熱吐胷

中痰癖止心腹卒痛堅肌骨多食傷肺喜欬

太陰玄精味鹹温無毒主除風冷邪氣濕痺益精氣婦人痼冷漏

下心腹積聚冷氣止頭疼鮮肌其色青白龜背者良出解縣開寶

○旋復花味鹹甘温微温冷利有小毒主結氣脇下滿驚悸除水去五

藏間寒熱補中下氣消胷上痰結唾如膠漆心脇痰水膀胱留

飲風氣濕痺皮間死肉目中眵瞸利大腸通血脈益色澤一名

戴椹一名金沸草一名盛椹其根主風濕生平澤川谷五月採

花日乾二十日成

鹹温 玉石部 食塩 太陰玄精 草部 旋復花 獸部 羖羊角 鹿角 蟲魚部 衣魚 原蚕蛾雄者 果部 栗

羖羊角味鹹苦、温、微寒、無毒主青盲、明目、殺疥蟲止寒洩辟惡鬼虎狼止驚悸療百節中結氣風頭痛、及蠱毒吐血婦人産後餘痛、燒之殺鬼魅辟虎狼久服安心益氣輕身生河西川谷取無時勿使中濕湿即有毒 菟絲為之使

羊次[illegible]五藏[illegible]入甘大温門

衣魚味鹹、温、無毒主婦人疝瘕、小便不利小兒中風項强背起摩之又療淋墮胎塗瘡滅瘢一名白魚一名蟫生咸陽平澤

○鹿角味鹹 綱目云鹹温 無毒主悪瘡癰腫逐邪悪氣留血在陰中除小腹血急痛腰脊痛折傷悪血益氣七月採 杜仲為之使

鹿角從甘温門鹿茸下分出

栗味塩温無毒主益氣厚腸胃補腎氣令人耐飢生山陰九月採

原蠶蛾雄者有小毒 蜀本云鹹温 主益精氣强陰道交接不倦亦止精

○尿溫無毒、主腸鳴熱中消渴風痺癮瘮

○秋石味鹽溫無毒主滋腎水、養丹田、返本還元、歸根復命、安五藏、潤三焦、消痰欬、退骨蒸、軟堅塊、明目清心、延年益壽、嘉謨

九香蟲味鹽溫、無毒、主膈脘滯氣、脾腎虧損、壯元陽、時珍

玄石味鹹溫、無毒、主大人小兒驚癇、女子絕孕、小腹冷痛、少精身重、服之令人有子、一名玄水石一名處石生太山之陽山陰有銅ゝ者雌玄者雄 惡松脂柏 是菌桂

鹽溫 人部秋石 虫部九香虫

鹹溫微寒 米穀部大麥

○

塩温微寒

大麥味鹹温微寒無毒主消渴除熱益氣調中又云令人多熱為五穀長蚕為之使　斛芽味鹹温能助胃氣上行而資健運補脾寛腸和中下氣消食除脹散結袪痰　藥性論云大麦糵使味甘無毒能消化宿食破冷氣去心腹脹滿日華子云麦糵温中下氣開胃止霍亂除煩消痰破癥結能催生落胎

甘味

鋼鐵味甘無毒主金瘡煩滿熱中胷膈氣塞食不化一名跳鐵

鈆味甘無毒鎮心安神治傷寒毒氣反胃嘔噦蛇蝎所咬炙熨之

日華○黑錫灰主積聚殺蟲同檳榔末等分五更米飲服

子、陳藏器云黑錫寒小毒

澤瀉寔味甘無毒主風痺消渴益腎氣強陰補不足除邪濕久服面生光令人無子九月採

澤瀉寔甘
寒門分出

桑耳味甘有毒黑者主女子漏下赤白汁血病癥瘕積聚陰痛陰陽寒熱無子療月水不調其黃熟陳白者止久洩益氣不飢其金色者治癖飲積聚腹痛金瘡一名桑菌一名木麦

五木耳名檽益氣不飢輕身強志生犍為山谷六月多雨時採

甘　草部鋼鐵　鈆　草部澤瀉寔　木部桑耳　五木耳　竹笋　榧寔　櫻桃　穀部穄米　獸部狐　獺肝

即暴乾

○竹笋味甘、無毒、主消渴利水道益氣可久食

榧實味甘、無毒、主五痔去三虫蠱毒鬼疰主水昌

櫻桃味甘、無毒、主調中益脾氣令人好顏色美志、

稷米味甘、無毒、主益氣補不足

狐陰莖味甘、有毒、主女子絶産陰痒、小兒陰頹卵腫、五歲及腸

味苦、微寒、有毒、主蠱毒寒熱小兒驚癇、　雄狐屎燒之辟惡、在

木石上者是

○獺肝味甘有毒主鬼疰蠱毒却魚鯁止久嗽燒服之　肉療疫氣

溫病及牛馬時行病煮屎灌之亦良

竹笋苦平
門竹葉下
分出

鶩肪味甘無毒主風虛寒熱 白鴨屎名通主殺石藥毒解結縛
散蓄熱 肉補虛除熱和藏府利水道
鷀骨味甘無毒主鬼蠱諸疰毒五尸心腹疾
鯕魚味甘無毒主百病 燕窩味甘淡平大養肺陰化痰止欬補而能清為調理虛損癆瘵之聖藥
鯉魚肉味甘無毒主欬逆上氣黄疸止渴生者主水腫脚滿下氣 鯉魚肉從苦寒門鯉魚胆條分出
鼈肉味甘無毒主傷中益氣補不足 惡礬石 鼈肉從鹹平門鼈甲條分出
鰻鱺魚味甘有毒主五痔瘡瘻殺諸虫
石首魚味甘無毒頭中有石如碁子主下石淋摩石服之亦燒為
灰末服和蓴菜作羹開胃益氣候乾食之名為鮝炙食之主消瓜
成水亦主卒腹脹食不消暴下痢初出水能鳴夜視有光又野
甘 禽部鶩肪 鷀骨 出魚鯕黒 鯉魚肉 鼈肉 鰻鱺 石首魚 蝸蘺

鴨頭中有石云是此魚所化生東海開寶　俗名鮭魚

蝸螄味甘無毒主燭館明目生江夏一名師螺丹溪云爛殼泥中及墻壁上年久色白者良火煅過用主痰飲積及胃脘痛

桑蠹蟲味甘無毒主心暴痛金瘡肉生不足

酸

垣衣味酸無毒主黃疸心煩欬逆血氣暴熱在腸胃金瘡内塞久服補中益氣長肌好顏色一名昔邪一名烏韭一名垣嬴一名天韭一名鼠韭生古垣牆陰或屋上三月三日採陰乾

桃寔味酸多食令人有熱生太山川谷

杏寔味酸不可多食傷筋骨生晉山川谷

酸　草部垣衣　果部桃寔　杏寔

苦

王不留行味苦甘平無毒主金瘡止血逐痛出刺除風痺内寒止
心煩鼻衂癰疽惡瘡瘻乳婦人難産久服輕身耐老增壽生太
山〻谷二月八月採 一名金盞銀臺
牛角䚡下閉血瘀血疼痛女人帶下血燔之味苦無毒 水牛角
療時氣寒熱頭痛 膽可丸藥膽味苦大寒除心腹热渴利口
牛角苦人 甘平閉諸 〻甘温閉
焦燥益目精
射罔味苦有大〻毒療尸疰癥堅及頭中風痺痛一名奚毒一名即
子一名烏喙
紫葳莖葉味苦無毒〻〻痿蹷益氣一名陵苕一名茇華生西海川

苦 草部王不留行 射罔 木部椿木 樗木 樗莢 獸部牛角䚡 水牛角 胆 虫魚部秦龜 果部三歲陳棗核中仁 杏花 米穀部糵米 稻米

谷及山陽

椿木葉味苦有毒主洗瘡疥風疽水煮葉汁用之　皮主甘䘌 唐本

樗（丑居切）木根葉尤良 香者名椿 臭者名樗 樗莢主大便下血 嘉祐

秦龜味苦無毒主除濕痺氣身重四肢關節不可動揺生山之陰

土中二月八月取

三歲陳大棗核中仁燔之味苦主腹痛邪氣

杏花味苦無毒主補不足女子傷中寒熱痺厥逆

蘗米味苦無毒主寒中下氣除熱

附 穀芽（味甘温無毒）主快脾開胃下氣和中消食化積 時珍

稻米味苦主温中令人多熱大便堅

辛

○蕪荑味辛平無毒主五内邪氣散皮膚骨節中淫淫温行毒去三蟲化食逐寸白散腸中嗢嗢喘息一名無姑一名蕨薚生晉山川谷三月採實陰乾

胡葱味辛温中消穀下氣殺蟲久食傷神損性令人多忘損目明尤發痼疾患胡臭人不可多食令轉甚其狀似大蒜而小形圓皮赤稍長而鋭生蜀郡山谷五月六月採 開寳

地錦草味辛無毒主通流血脉亦可用治氣生近道田野出滁州者尤良莖葉細弱蔓延于地莖赤葉青紫色夏中茂盛六月開紅花結細實取苗子用之絡石注有地錦雖與此同名而其類全別 嘉祐

辛
本部蕪荑
草部地錦艸
菜部胡葱

鹹

金牙味鹽無毒主鬼疰毒蠱諸疰生蜀郡如金色者良

土陰孽味鹽無毒主婦人陰蝕大熱乾痂生高山崖上之陰色白如
脂採無時

鼺鼠味鹹無毒主瘑疽諸瘻蝕惡瘡陰䘌爛瘡在土中行五月取
令乾燔之

膃肭臍味鹹無毒主鬼氣尸疰夢與鬼交鬼魅狐魅心腹痛中惡
邪氣宿血結塊痃癖羸瘦等生西戎　開寶○一名海狗腎

澤瀉葉味鹹無毒主大風乳汁不出產難強陰氣久服輕身五月
採

澤瀉葉甘
寒門澤瀉
下分出

鹹　玉石部金牙　土陰孽　獸部鼺鼠　海狗腎　草部澤瀉葉

平

菩薩石平無毒解藥毒蠱毒及金石藥發動作癰疽渴疾消撲損
瘀血止熱狂驚癇通月經解風腫除淋並水磨服蛇虫蜂蠍狼
犬毒箭等所傷並末傳之良 日華子

鐵精平微溫主明目化銅療驚悸定心氣小兒風癇陰㿗脫肛

銅青平微毒治婦人血氣心痛合金瘡止血明目去膚赤息肉生
銅皆有青青則銅之精華銅器上綠色是北庭罯者最佳治目
時淘洗用 見陳藏器 日華子 即銅綠

銅弩牙平主婦人產難血閉月水不通陰陽隔塞 日華子云 平微毒

古文錢平治瞖障明目療風赤眼鹽滷浸用婦人橫逆產心腹痛

平 玉石部 菩薩石 鐵精 銅青 銅弩牙 古文錢 草部 敗蒲席 弓弩弦 敗船茹 敗天公 木部 椶櫚 木槿

月隔五淋燒以醋淬用 日華子

敗蒲席平主筋溢惡瘡

弓弩弦主難產胞衣不出 藥對云平

敗船茹平主婦人崩中吐痢血不止

敗天公平鬼疰精魅 即故笠

椶櫚子平無毒澁腸止洩痢腸風崩中帶下及養血 皮平無毒

止鼻洪吐血破癥治崩中帶下腸風赤白痢入藥燒灰用不可

絕過 見陳藏器 日華子

木槿平無毒止腸風瀉血又主痢後熱渴作飲服之令人得睡入

藥炒用取汁度絲使得易絡 全

鹿腎平主補腎氣

兎頭骨平無毒主頭眩痛癲疾　骨主熱中消渇　腦主凍瘡

肝主目暗

敗鼓皮平主中蠱毒

人牙齒平除勞治瘧盅毒氣入藥燒用

烏鴉平無毒治瘦咳嗽骨蒸勞臘月瓦缾泥煨燒為灰飲下治小

兒癇及鬼魅目睛注目中通治目 嘉祐

葱實味辛温無毒主明目補中不足其莖葱白平可作湯主傷寒

寒熱出汗中風面目腫傷寒骨肉痛喉痺不通安胎歸目除肝

邪氣安中利五藏益目睛殺百藥毒　葱根主傷寒頭痛　葱

鹿腎治　門鹿茸下分　出

兎肉另一　辛　平門

平 獸部鹿腎 兎頭骨 敗鼓皮 人部人牙 禽部烏鴉 菜部葱實

汁平温主溺血解藜蘆毒

微寒

生鐵微寒主療下部及脱肛

鈎藤微寒無毒主小兒寒熱十二驚癇

牛乳微寒補虛羸止渴　乳腐微寒孟詵曰潤五藏利大小便益十二經脉微動氣蕭炳曰細切如豆麺拌醋

漿水煮二十餘沸治赤白痢小兒患服之彌佳

牛屎寒主水腫惡氣用塗門户著壁者燔之主鼠瘻惡瘡

酥微寒補五藏利大腸主口瘡

烏雄雞膽微寒主療目不明肌瘡

雞肶胵裏黄皮一名雞内金微寒主洩利小便利遺溺除熱止煩

屎白微寒主消渴傷寒寒熱破石淋及轉筋利小便止遺溺滅

瘢痕　卵白微寒療目熱赤痛除心下伏熱止煩滿欬逆小兒

微寒一部　生鐵　木部　鈎藤　獸部　牛乳　乳腐　屎　酥　禽部　雞胆　雞肶皮　卵白　屎白　孔雀屎　鸊鷉　魚部　蜘蛛　蜻蛉　穿山甲　菜部　雞腸草

下洩婦人產難胞衣不出醯漬之一宿瘡黄疸破之煩熱

孔雀屎微寒主女子帶下小便不利

鸕鷀屎一名蜀水花去面黑䵟䵳誌 頭微寒主鯁及噎燒服之

牡鼠糞微寒無毒主小兒癎疾大腹時行勞復

牡鼠屎從微溫門牡鼠條分出

○蜘蛛微寒主大人小兒㿉及小兒大腹丁奚三年不能行者

網主喜忘七月七日取置衣領中勿令人知

○鮫鯉甲微寒有毒主邪五邪驚啼悲傷燒之作灰以酒或水和方

寸匕療蟻瘻即穿山甲

蜻蛉微寒强陰止精日華子云涼無毒壯陽暖水藏入藥去翼足炒用良

雞腸草微寒之才曰主毒腫止小便利

寒

鉛霜冷無毒消痰止驚悸觧酒毒療胸膈煩悶中風痰寔止渴 大明

去膈熱涎塞塗木瓜去酸味金剋木也 宗奭

地漿寒主觧中毒煩悶

苧根寒主小兒赤丹其漬苧汁療渴 唐本注云别録云根安胎貼熱丹毒腫有効漚苧汁主消渴也 陳藏器本草云苧破血 藥性論云苧 麻根使味甘平 日華子云味甘滑冷無毒

人屎寒主療時行大熱狂走觧諸毒宜用絶乾者擣末沸湯沃服之

東向圊廁溺坑中青泥療喉痺消癰腫若已有膿即潰

日華子云糞清冷 臘月截淡竹去青皮浸滲取汁治天行熱狂熱疾中毒并惡瘡蕈毒取汁服 浸皂莢甘蔗治天行熱疾 震亨云主熱毒濕毒大觧五藏寔熱 飯和作丸清痰消食積降陰火

（人中黄以竹筒入甘草末于内竹木塞兩頭冬月浸糞缸中立春取出懸風處陰乾破竹取草晒乾用）

一名金汁

人中黄味甘寒入胃清痰火消食積大觧五藏實熱治陽毒熱

王宦瘡血熱黑陷不起

寒 石部 鉛霜 地漿 草部 苧根 人部 人屎 附金汁 人中黄 虫部 五穀蟲

糞蛆、一名五穀蟲、寒、無毒、治小兒諸疳積疳瘡、熱病、譫妄、毒痢作吐、綱目

大寒

井泉石大寒無毒主諸熱治眼腫痛解心藏熱結消去腫毒及療小兒熱疳雀目青盲得大黄梔子治眼瞼腫得決明菊花療小兒眼疳生瞖膜甚良亦治熱嗽

井中苔及萍大寒無毒主漆瘡熱瘡水腫井中藍殺野葛巴豆諸毒

菰根大寒主腸胃痼熱消渇止小便利 即茭白

甘蕉根大寒主癰腫結熱

蛇莓汁大寒主胸腹大熱不止

櫸樹皮大寒主時行頭痛熱結在腸胃

大寒 石部井泉石 草部井中苔及萍 菰根 芭蕉根 蛇莓汁 木部櫸樹皮 蟲魚部田螺 果部李根皮

田中螺汁大寒主目熱赤痛止渴　殼療尸疰心腹痛又主失精
水漬飲汁止瀉渴
李根皮大寒主消渴止心煩逆奔氣

李根皮
吉平門本
核仁條
出

微温

百部根微温主欬嗽上氣

沉香微温療風水毒腫去惡氣 日華子云沉香味辛熱無毒調中補五藏益精壯陽暖腰膝去邪氣止轉筋吐瀉冷氣破癥癖冷氣麻痺骨節不任濕風皮膚痒心腹痛氣痢

薫陸香微温療風水毒腫去惡氣伏尸　乳香微温療風水惡核

毒腫去惡氣療風癮㾗痒毒 陳藏器云蓋薫陸之類也其性温療耳聾中風口噤婦人血氣能發酒理風冷止大腸洩澼療諸瘡令內消　元素云補腎定諸經之痛　日華子云味辛熱微毒

雞舌香微温療風水毒腫去惡氣療霍亂心痛　丁香味辛温無

毒主温脾胃止霍亂擁脹風毒諸腫齒疳䘌能發諸香其根療

風熱毒腫生交廣南蕃二月八月採 開寶 藥性論云丁香臣能主冷氣腹痛　日華子云治口氣反胃鬼疰蠱毒及療腎氣賁豚氣陰痛壯陽暖腰膝治冷氣殺酒毒消痃癖除冷勞

藿香微温療風水毒腫去惡氣療霍亂心痛 日華子云味辛

詹糖香微温療風水毒腫去惡氣伏尸

微温　部百部根　木部沉香　薫陸乳香　雞舌丁香　廿伍香　詹糖香　虎杖　杉材　楠材　獸部白馬通　麞　牡鼠　部白菓花

虎杖根微温主通利月水破留血癥結

杉材微温無毒主療漆瘡

楠材微温主霍亂吐下不止

白馬屎名馬通微温主婦人崩中止渇及吐下血鼻衄金瘡止血（馬通鹹平 門白馬屎 下分出）

麞骨微温主虚損洩精　肉温補益五藏　髓益氣力悦澤人面

牡鼠微温無毒療踒折續筋骨擣傅之三日一易四足及尾主婦（牡鼠屎者 入微寒明）

人墮胎易出　肉熱無毒主小兒哺露大腹炙食之

白蘘荷微温主中蠱及瘧

甘酸平

◎白石脂味甘酸平無毒主養肺氣厚腸補骨髓療五藏驚悸不足
心下煩止腹痛下水小腸澼熱溏便膿血女子崩中漏下赤白
沃排癰疽瘡痔久服安心不飢輕身長年生泰山之陰採無時
得厚朴并米汁飲止便膿鷰屎爲之使悪松脂畏黄芩

◎赤小豆味甘酸平無毒主下水排癰腫膿血寒熱熱中消渇止洩
利小便吐逆卒澼下脹滿唐本注云別録云葉名藿止小便数
去煩熱

◎鱧腸味甘酸平無毒主血痢針灸瘡發洪血不可止者傅之立已
汁塗髪眉生速而繁生下濕地 唐本 圖經名旱蓮草

黄雌雞味酸甘平主傷中消渇小便數不禁腸澼洩利補益五藏

甘酸
玉石部白石脂 米穀部赤小豆 草部鱧腸 禽部黄雌鷄

續絶傷瘠勞益氣　肋骨主小兒羸瘦食不生肌

黄雌雞
甘微溫門
丹雄雞
公出

甘酸

安石榴味甘酸無毒主咽燥渴損人肺不可多食酸𡨋殼療下痢止漏精東行根療蚘虫寸白

甘酸寒附甘微酸寒

酪味甘酸寒無毒主熱毒止渴解散發利除胸中虛熱身面上熱瘡肌瘡

梨味甘微酸寒多食令人寒中金瘡乳婦尤不可食日華子云梨冷無毒消風療欬嗽氣喘熱狂又除賊風胸中熱結作漿吐風痰

甘々寒 甘微酸寒併

獸部 酪

果部 梨

甘酸温 甘酸微温併

玉石部 漿水

果部 櫸檳

獸類 猫

甘酸温 甘酸微温併

漿水味甘酸微温無毒主調中引氣宣和強力通關開胃止渴霍亂泄痢消宿食宜作粥薄暮啜之解煩去睡調理腑藏粟米新熟白花者佳煎令醋止嘔噦白人膚體如繒帛 嘉祐

橄欖味酸甘温無毒主消酒毒療鯸鮐毒 日華子云橄欖開胃下氣止瀉 核中仁研傅唇吻燥痛

貓肉味甘酸温無毒主勞疰鼠瘻蠱毒 蜀本 腦 紙上陰乾 療瘰癧鼠瘻潰爛同莽草等分為末納孔中 時珍出千金方 牙主小兒痘瘡倒靨欲死同人牙豬牙犬牙燒炭等分研末蜜水服一字即便發起 時珍 頭骨主鬼疰蠱毒心腹痛殺蟲治疳及痘瘡變黑瘰癧鼠瘻惡瘡 時珍 胞主反胃吐食燒灰入硃砂末少許壓舌下甚効 出楊氏經驗

此乃浮箋，附于此處。

家地上五月五日取

木瓜實味酸温無毒主湿痺邪氣霍亂大吐下轉筋不止其枝亦

可煮用

甘苦平

○粳米味甘苦平、無毒主益氣、止煩、止泄、

○銀杏味甘苦平、濇、無毒主生食引疳解酒熟食益人（時珍曰熟食小苦微甘性溫有小毒）李廷飛 時珍曰熟食溫肺益氣、定喘嗽、縮小便、止白濁、生食降痰消毒殺虫、嚼漿塗鼻面手足去皶皰皯黵皴皺、及疥癬疳䘌陰虱、

甘苦平 穀部粳米

綱目山果銀杏

甘苦平微寒、草部升麻

苦平微寒

○升麻味甘苦平微寒無毒主解百毒殺百精老物殃鬼辟瘟疫瘴氣邪氣蠱毒入口皆吐出中惡腹痛時氣毒癘頭痛寒熱風腫諸毒喉痛口瘡久服不夭輕身長年一名周麻生益州山谷二月八月採根日乾

○甘微苦

木賊味甘微苦無毒主目疾退翳膜又消積塊益肝膽明目療腸風止痢及婦人月水不斷得牛角鰓麝香治休息痢歷久不差得禹餘糧當歸川芎療崩中赤白得槐蛾桑耳腸風下血服之効又與槐子枳寔相宜治痔疾出血出秦隴華成諸郡近水地苗長尺許叢生每根一幹無花葉寸寸有節色青凌冬不凋四月採用之

宋嘉祐

甘微 草部木賊

甘苦溫 甘微苦澁 果部蓮花 綱目山草三七

苦温　甘微苦温併

蓮花味甘苦温無毒、主鎮心益色駐顔身輕、大明

○三七味甘、微苦温、無毒、主止血散血、定痛、金刃箭傷、跌撲杖瘡血出不止者、嚼爛塗、或為末摻之其血即止、亦主吐血、衄血、下血、血痢、崩中、經水不止、産後悪血不下、血運血痛、赤目、癰腫、虎咬蛇傷諸病、時珍

甘苦寒 苦甘微寒併 甘苦大寒併

紫葛味甘苦寒無毒主癰腫惡瘡取根皮擣為末醋和封之生山谷中不入方用 蘇頌

蚺蛇膽味甘苦寒有小毒主心腹𧏾痛下部𧏾瘡目腫痛 膏平有小毒主皮膚風毒婦人產後腹痛餘疾

茗苦榛茗味甘苦微寒無毒主瘻瘡利小便去痰熱渴令人少睡春採之 苦榛主下氣消宿食作飲加茱萸葱薑等良

烏芋味苦甘微寒無毒主消渴痺熱溫中益氣一名藉姑一名水萍二月生葉如芋三月三日採根暴乾 唐本注云此草一名槎丫一名茨菰主百毒產後澤瀉之類也悶攻心欲死產難衣不出擣汁月一升生水中葉似錍箭鏃升全方施云下石淋孟詵云茨菰不可多食吳人常食之令人患

甘苦寒 草部紫葛

蟲魚部蚺蛇膽

甘苦微寒 木部茗榛

果部烏芋

甘苦大寒 菜部恭菜

脚又發脚氣癱緩風損齒令人失顔色皮肉乾燥辛食之令人嘔　日華子云莧菜冷有毒葉汁尃已虫咬多食發虚熱及腸風痔瘻崩中帶下瘡癤熱以生薑傅之佳懷孕人不可多食又名鷰尾草及烏芋矣

菾菜味甘苦大寒主時行壯熱解風熱毒　嘉祐云莙薘平微毒補中下氣理脾氣去頭風利五藏冷氣不可多食動氣先患腹冷食必破腹莖灰淋汁洗衣白如玉色

附

葧臍孟詵曰葧茨冷下丹石消風毒除胸中實熱氣可作粉食明耳目止渴消疸黄若先有冷氣不可食令人腹脹氣滿小兒秋食臍下常痛　日華子云葧茨無毒消風毒除胸胃熱治黄疸開胃下食服金石藥人食之良　蘇頌曰作粉食厚人腸胃不飢能解毒服金石人宜之　汪機曰療五種膈氣消宿食飯後宜食之治誤吞銅物　時珍云主血痢下血血崩辟蠱毒

甘辛平

蓖麻子味甘辛平有小毒主水癥水研二十枚服之吐惡沫加至三十枚三日一服差則止又主風虛寒熱身體瘡痒浮腫尸疰惡氣笮取油塗之　葉主脚氣風腫不仁擣蒸傅之

甘辛平　草部蓖麻子

甘辛　草部山慈姑

虫部蠍

果部生老

甘辛

山慈菰根有小毒主癰腫瘡瘻瘰癧結核等醋摩傅之亦剥人面皮除皯䵟生山中濕地一名金燈花葉似車前根如慈菰零陵間有團慈菰根似小蒜所主與此略同 藏器

蠍味甘辛有毒療諸風癮疹及中風半身不遂口眼斜喎斜語濇手足抽掣形緊小出青州者良 開寶

生棗味甘辛多食令人多寒熱羸瘦者不可食生河東平澤

生棗從甘平門大棗條分出

甘辛温

石炭味甘辛温有毒主婦人血氣痛及諸瘡毒金瘡出血小兒痰癇

時珍 一名煤炭

甘辛温 綱目石類石炭

甘鹹平

紫鉚騏驎竭味甘鹹平有小毒主五藏邪氣帶下止痛破積血金瘡生肌肉與騏驎竭二物大同小異 日華子云紫鉚無毒治驢馬蹄漏可鎔補又云血竭暖無毒得蜜陀僧良治一切惡瘡疥癬久不合傳此藥性急亦不可多使却引膿

蘇方木味甘鹹平無毒主破血產後血脹悶欲死者水煮苦酒煮五兩取濃汁服之効 唐本 蔵器云蘇木寒主霍亂嘔逆及人常嘔吐用水煎服之破血當以酒煮為良

鰾膠味甘鹽平無毒主燒存性治婦人難產產後風搐破傷風痓止嘔血散瘀血消腫毒伏硇砂 時珍 喻嘉言云黃魚乃白鯗之鮮者其膠及白皆能煖水藏固精故能令人有子

甘鹹平 木部紫鉚 蘇方木 綱目魚類鰾膠

甘鹹溫 木部西河柳 鱗部白花蛇

○

甘鹹温

赤檉木無毒主剥驢馬血入肉毒取以火炙用熨之亦可煮汁浸之其木中脂一名檉乳入合質汗用之生河西沙地皮赤色葉細　開寶○日華子赤檉木温綱目云檉柳味甘鹹温　枝葉消痞解酒毒利小便新汲水調服　喻昌曰河柳葉為細末新汲水調服治瘡疹不得出神効

白花蛇味甘鹹温有毒主中風濕痺不仁筋脉拘急口面喎斜半身不遂骨節疼痛大風疥癩及暴風瘙痒脚弱不能久立一名褰鼻蛇白花者良生南地及蜀郡諸山中九月十月採捕之火乾開寶○綱目名蘄蛇

甘鹹寒 鹹甘寒併

大塩味甘鹹寒無毒主腸胃結熱喘逆胷中病令人吐生邯鄲及河東池澤 漏蘆爲之使

浮小麥味甘鹹寒無毒主益氣除虗熱止自汗盜汗骨蒸虗熱婦人勞熱 時珍 即水淘浮起者焙用

麥麩凉主時疾熱瘡湯火瘡爛撲損傷折瘀血醋炒罯貼之 日華子

麥奴主熱煩天行熱毒解丹石毒 麥穗將熟時上有黑黴者也 藏器 解丹石

真珠寒無毒主手足皮膚逆臚鎮心綿裹塞耳主聾傅面令人潤澤好顏色粉點目中主膚瞖障膜 開寶○綱目云鹹甘寒

蚌冷無毒明目止消渴除煩解熱毒補婦人虗勞下血并痔瘻血

甘鹹寒 玉石部大塩 綱目麻麥稻部浮小麥 麥奴 麥麩 蟲魚部真珠 中十

崩帶下、壓丹石藥毒、以黄連末内之取汁點赤眼并暗良爛殺
粉飲下治反胃疾、飲此即是寶裝大者、又云、件粉冷無毒治酒
止痢并嘔逆、癰腫醋調傅、兼能制石亭脂、(鹹冷)日華子○綱目六十

苦辛平

桃莖白皮味苦辛無毒除邪鬼中惡腹痛去胃中熱

葉味苦辛平無毒主除尸蟲出瘡中蟲

楓香脂味辛苦平無毒主癮瘮風痒浮腫齒痛一名白膠香其樹

皮味辛平有小毒主水腫下水氣煮汁用之 唐本

安息香味辛苦平無毒主心腹惡氣鬼疰出西戎似松脂黃黑色

為塊新者亦柔韌 唐本

日華子云治邪氣魍魎鬼胎血邪辟蠱毒腎氣霍乱風痛治婦人血噤并產後血暈

苦辛平下 果部 桃莖白皮 桃葉 楓香脂 安息香

苦辛温 玉石部 蓬砂 草部 蓬莪茂 果部 青皮 細目土類 石鹼

苦辛溫

蓬砂味苦辛暖無毒消痰止嗽破癥結喉痺及銲金銀用或名鵬

破 日華子

蓬莪茂味苦辛溫無毒主心腹痛中惡疰忤鬼氣霍亂冷氣吐酸

水鮮毒食飲不消酒研服之又療婦人血氣丈夫奔㹠生西戎

及廣南諸州 開寶

青皮味苦辛溫無毒主氣滯下食破積結及膈氣 蘇頌 元素曰破堅癖散滯氣去下焦諸濕治左脇肝經積氣時珍曰治胸膈氣逆脇痛小腹疝氣消乳腫疏肝膽瀉肺氣

石鹼味辛苦溫微無毒主去濕熱止心痛消痰磨積塊去食滯洗滌垢

膩量虛實用過服損人 震亨 時珍曰殺齒蟲去目翳治噎膈反胃同石灰爛肌肉潰癰疽瘰癧去瘀肉點痣黶疣贅痔核神效

苦辛寒 辛苦冷併

夏枯草味苦辛寒無毒主寒熱瘰癧鼠瘻頭瘡破癥散癭結氣脚腫濕痺輕身一名夕句一名乃東一名燕面生蜀郡川谷四月採 土瓜為之使

薑黄味辛苦大寒無毒主心腹結積疰忤下氣破血除風熱消癰腫功力烈於鬱金 唐本

鬱金味辛苦寒無毒主血積下氣生肌止血破惡血血淋尿血金瘡 唐本

龍腦香及膏香味辛苦微寒一云温平無毒主心腹邪氣風濕積聚耳聾明目去目赤膚翳出婆律國形似白松脂作杉木氣明

苦辛寒 草部夏枯草 薑黄 鬱金 木部氷片 獸部馬肉 綱目隰州紫花地丁

淨者善久經風日或如雀屎者不佳云合糯米炭相思子貯之

則不耗膏主耳聾丁唐本

馬肉味辛苦冷主熱下氣長筋強腰脊壯健強志輕身不飢

馬肉鹹平 門白馬莖 下分出

紫花地丁味苦辛寒無毒主一切癰疽發背疔腫瘰癧無名腫毒

惡瘡時珍

苦辛大寒 辛苦大寒併

方鮮石味苦辛大寒無毒主胸中留熱結氣黃疸通血脉去蠱毒

一名黃石生方山採無時 惡巴豆

芒消味辛苦大寒主五臟積聚久熱胃閉除邪氣破留血腹中痰

實結搏通經脉利大小便及月水破五淋推陳致新生於朴消

石韋為之使惡麥句薑

風化消綱目云主上焦風熱小兒驚熱膈痰清肺解暑以人乳

和塗去眼瞼赤腫及頭面暴熱腫痛煎黃連點赤目

玄明粉味辛甘性冷無毒治心熱煩躁并五藏宿滯癥結甄權明目

退膈上虛熱消腫毒此即朴消鍊成者日華子

苦辛大寒 玉石部 方鮮石 芒硝 風化消附玄明粉

鹹酸冷

醬味盐酸冷利主除熱止煩滿殺百藥熱湯及火毒

鹹酸冷 米穀部 醬

盐酸温 米穀部 陳倉米 獸部 狗肉

○鹹酸溫

陳廩米味鹹酸溫無毒主下氣除煩渴調胃止洩

狗肉味鹹酸溫主安五藏補絕傷輕身益氣

狗肉從鹹平門牡狗陰莖條分出

苦酸平

五倍子味苦酸平無毒療齒宣疳䘌肺藏風毒流溢皮膚作風濕癬瘡瘙痒膿水五痔下血不止小兒面鼻疳瘡一名川文蛤在處有其子色青大者如拳內多蟲一名百蟲倉 開寶

百藥煎味酸鹹微甘無毒主清肺化痰定喘嗽解熱生津止渴收濕消酒烏髭髮止下血久痢脫肛牙齒宣䘌面鼻疳蝕口舌糜爛風濕諸瘡 時珍

苦酸平 木部五倍子 附百藥煎

苦酸微寒 木部枳殼 草部烏歛莓

苦酸微寒 酸苦寒併

枳殻味苦酸微寒無毒主風痒麻痺通利關節勞氣欬嗽背髆悶倦散留結胸膈痰滯逐水消脹滿大腸風安胃止風痛生商州川谷九月十月採陰乾 開寶

烏蘞莓味酸苦寒無毒主風毒熱腫遊丹蛇傷擣傳并飲汁 唐本

辛酸

枸櫞味辛酸性温皮去無毒主下氣除心頭痰水藏器

辛酸 綱目果類 枸櫞

辛微酸温 菜部 韮

辛徵酸温

韭味辛徵酸温無毒歸心安五藏除胃中熱利病人可久食　子

主夢泄精溺白　根主養髮

醎辛平

密陀僧味盐辛平有小毒主久痢五痔金瘡面上瘢䵟面膏藥用之唐本

鹹辛平 玉石部 密陀僧

鹹苦大寒 木部 梧桐淚

鹹苦大寒

胡桐淚味鹹苦大寒無毒主大毒熱心腹煩滿水和服之取吐又主牛馬急黃黑汗水研三二兩灌之立差又為金銀銲藥出肅州以西平澤及山谷中形似黃礬而堅寔有夾爛木者云是胡桐樹滋淪入土石鹼地作之其樹高大皮葉似白楊青桐桑輩故名胡桐木堪器用又名胡桐律律淚訛也西域傳云胡桐似桑而曲 唐本

○甘酸辛大温

赤石脂味甘酸辛大温無毒主養心氣明目益精療腹痛洩澼下痢赤白小便利及癰疽瘡痔女子崩中漏下産難胞衣不出久服補髓好顔色益智不飢輕身延年生濟南射陽又太山之陰採無時 惡大黄畏芫花

甘酸辛大温 玉石部 赤石脂

苦甘辛大熱 米穀部 酒

苦甘辛大熱

○酒味苦甘辛大熱有毒主行藥勢殺百邪惡毒氣

失氣味

鐵主堅肌耐痛

錫銅鏡鼻主女子血閉癥瘕伏腸絶孕及伏尸邪氣生桂陽山谷

東壁土主下部瘡脱肛 時珍云甘温無毒

黄土陳藏器云味[好土]甘平無毒主洩痢冷熱赤白腹内熱毒絞結

痛下血取[入地]乾土水煮三五沸絞去滓暖[適稀稠]服一二升又解諸藥毒

中肉毒合口椒毒野菌毒[並解之]取東壁土用之功亦小同止洩痢霍

亂煩悶取[為要]其向陽壁久乾也

梁上塵主腹痛噎中惡鼻衄小兒軟瘡 唐本云平無毒 藥對云梁上塵微寒 日華子

鍛竈灰主癥瘕堅積去邪惡氣

礞石治食積不消留滯在藏腑宿食癥塊久不差及小兒食積羸

瘦婦人積年食癥攻刺心腹得硇砂巴豆大黄京三稜等良可

失氣味 玉石部 鐵 錫銅鏡鼻 東壁土 梁上塵 鍛竈灰 礞石 草部 海帯 葫蘆巴 海金沙

作丸服用之細研爲粉一名青礞石 嘉祐 時珍云甘鹹平無毒

花乳石主金瘡止血又療產婦血暈惡血 出陝華諸郡色正黃形之大小方圓無定欲服者當以大火燒之金瘡止血正爾刮末傳之即合仍不作膿潰或名花蘂石○嘉祐 時珍云酸濇平無毒

海帶催生治婦人及療風亦可作下水藥出東海水中石上比海藻更麄柔韌而長今登州人乾之以苴束器物 嘉祐

葫蘆巴主元臟虛冷氣得附子硫黃治腎虛冷腹脇脹滿面色青黑得蘹香子桃仁治膀胱氣甚效 出廣州并黔州春生苗夏結子子作細莢至秋採○嘉祐 時珍云苦大溫無毒

海金沙主通利小腸得梔子馬牙消蓬沙共療傷寒熱狂 出黔中郡七月收採生作小株才高一二尺收時全科於日中暴之令小乾紙襯以杖擊之有細沙落紙上旋收之且暴且擊以沙盡爲度用之或丸或散 時珍云甘寒無毒 嘉祐

馬鞭草主下部䘌瘡 陳藏器云馬鞭草主癥癖血瘕久瘧破血作煎如糖酒服 藥性論云馬鞭草赤可單用味苦有毒生擣水煎去滓成煎如飴空心酒服一匕主破腹中惡血皆下殺蟲良 日華子云味辛凉無毒通月經治婦人血氣肚脹月候不匀似益母草莖圓并堪用

白附子主心痛血痹面上百病行藥勢生蜀郡三月採 日華子云無毒治中風失音一切冷風氣面皯瘢疵入藥炮用新羅出者佳 時珍云辛甘大温有小毒

降真香 海藥云生大秦國味温平無毒主天行時氣宅舍怪異並燒悉驗療折傷金瘡止血定痛消腫生肌 喻嘉言云番舶來者色較紅香氣甜而不辣用之入藥勝色深紫者不良上部傷瘀血停積胸膈則胸膈骨按之痛或并脇肋痛此吐血候也急用此藥刮入藥服之又云治內傷或怒氣傷肝吐血用此以代欝金神效

山茶花主吐衄血腸風下血並用紅者為末入童溺薑汁及酒調服可代欝金 震亨 喻嘉言云辛平微温

罌子桐油主摩疥癬蟲瘡毒腫毒鼠至死一名虎子桐似梧桐生山中 藏器 拾遺云有大毒 時珍云甘微辛寒

人乳汁主補五藏令人巴白悦澤 日華子云人乳冷益氣治瘦悴悦皮膚潤毛髮點眼止淚并療赤目使之明潤也 時珍云甘鹹平無毒

失氣坊 草部馬鞭 一 木部花 人部人乳 頭垢 人屎 紫河車 臍帶 獸部象牙

頭垢主淋閉不通 亨云治噎酸漿水煎膏用之立愈 日華子云溫治中蠱毒及蕈毒米飲或酒化下並得以吐為度 時珍云鹹苦溫有毒

人溺療寒熱頭疼溫氣童男者尤良 蘇恭曰主久嗽上氣失聲及癥積滿腹 藏器曰明目益聲潤肌膚利大腸推陳致新去欬嗽肺痿鬼氣痓病彌久停臭者佳恐令當以熱物和溫服 大明曰止勞渴嗽潤心肺療血悶熱狂撲損瘀血在內運絕止吐血鼻衄皮膚皴裂難產胞衣不下蛇犬咬 時珍曰鹹寒無毒

人胞主血氣羸瘦婦人勞損面䵟皮黑腹內諸病漸瘦悴者以五味和之如䭔䬼法與食之勿令知婦人胞衣變成水味辛無毒主小兒丹毒諸熱毒發寒熱不歇狂言妄語頭上無辜髮豎虛痞等此人產後時衣埋地下七八年化為水清澄如真水南方人以甘草升麻和諸藥罐盛埋之三五年後掘出取為藥主天行熱病立效 陳藏器 一名紫河車

䭔音堆蜀人呼蒸餅為䭔 䬼音甲餅也

初生臍帶燒末飲服止瘧 藏器 解胎毒傅臍瘡 時珍 一名坎氣

象牙無毒主諸鐵及雜物入肉刮取屑細研和水傅瘡上及雜物

刺等立出、 齒主瘤病屑爲末炙令黄、飲下 肉味淡不堪噉
多食令人體重主禿瘡作灰和油塗之 睛主目疾和乳滴目
中、 肯前小横骨令人能浮水作灰酒服之身有百獸肉皆自
有分段惟鼻是其本肉餘並雜肉 證類附○時珍云皮主下疳、燒灰和油敷之又治金瘡不合
日華子云象牙平治小便不通生煎服之小便多燒灰飲下 時珍云甘寒無毒
鷹屎白主傷撻滅瘢、
鯽魚主諸瘡、燒以醬汁和塗之或取猪脂煎用、又主腸癰、 頭骨
灰主小兒頭瘡口瘡重舌目翳、一名鮒魚、合蓴作羹主胃弱不
下食、作鱠主久赤白痢、 唐本先附 日華子云鯽魚平無毒
鮫魚皮主蠱氣蠱疰方用之即裝刀靶鰭魚皮也
蝦無鬚及煮色白者不可食謹按小者生水田及溝渠中有小毒
失氣味 禽部 鷹 一叚 蝦 杆頭糠 獸部 驢

小兒患赤白游腫拓石傳之鮓內者甚有毒爾孟詵 時珍云甘溫有小毒

鼺鼠主墮胎令產易生山都平谷

舂杵頭細糠主卒噎日華子云平治噎煎湯呷

白鵝膏主耳卒聾以灌之　毛主射工水毒　肉平利五藏

驢屎熬之主熨風腫瘻瘡屎汁主心腹卒痛諸疰忤　尿主癥癖

胃反吐不止牙齒痛水毒　牝驢尿主燥水　駮驢尿主濕水

一服五合良燥水者畫體成字濕水者不成字　乳主小兒熱

急黃等多服使痢　尾下軸垢主瘧水洗取汁和麵如彈丸二

枚作燒餅瘧未發前食一枚至發時食一枚療瘧無久新發無

期者唐本先附

秘傳立效神方

秘傳立效神方

該書爲醫方書，明吴正懋初抄於明萬曆四十八年（一六二〇），影印底本爲清乾隆三十八年（一七七三）重抄本，今僅孤本存世。

形制

索書號一四二七九三。存一册，不分卷。書高二十五點五釐米，寬十二釐米。每半葉八行，行二十四字，雙行小字同。無邊框行格。楷書工抄。

首葉題『秘傳立效神方／雲間芳圃吴熙抄』，下有兩方陽文朱印：『金華朱顔珍藏』『北京圖書館藏』。無序跋、目録。抄本之末有『萬曆四十八年歲次庚申仲春日新安吴正懋書／乾隆三十八年歲次癸巳如月既望雲間吴熙重録』。據此，則此抄本初次抄成於明萬曆四十八年，重抄於清乾隆三十八年。然除『虚』字避諱外，『玄』字等皆不避諱。書後又另補抄三方。

内容提要

《秘傳立效神方》卷首不署撰人名氏，據抄本之末所載，爲新安吴正懋書，編成之年不晚於萬曆四十八年。

該書中諸方不分卷次門類，故不設目録。全書共載方五百零九首，其中以各種外科癰疽瘡瘍之方居多，也兼收婦科、小兒、内科等方，唯外感、瘟疫之方甚少。外科諸方中，又以楊梅瘡（或作『廣東瘡』）、下疳等爲多。從歷史上的疾病譜來看，楊梅瘡一名出現於明中晚期，其治療方法以輕粉等爲主，亦用上了土茯苓。該抄本所收諸方風格不一，或爲簡便單方，或爲大方、成藥方，也有少量的草藥方，并出現了『阿芙蓉』（鴉片）一藥。除一般藥方外，也有少量藥方歌等。綜合此書所收諸方的編排方式、主治疾病、方劑風格、所用藥物，均與其抄輯的年代相符。此抄本少有理論論説，均爲通過多種途徑收集來的秘方、單方、驗方、成藥方等，略加整理，而成此書，故抄者或爲民間醫生。書中提到『甲辰孟夏陳抱元煎丸方』，這是距離吴正懋初抄最近的時間，其時爲萬曆三十二年甲辰（一六〇四）。故吴正懋可能就是該抄本的輯録者。

著録及傳承

該書未見明清書志記載。《中國中醫古籍總目》首次著録國家圖書館所藏該書孤本（總目書序號〇四四九二）：『秘傳立效神方／著者佚名/清末雲間芳圃吴熙抄本。』[一]原藏館定此抄本爲清末抄本，未注意到書中明確的抄成時間（乾隆三十八年），以及抄本中的疾病、用藥等均與清末抄本大不相同的情況。清末醫方抄本少有不載戒洋烟（即鴉片）方、治痧病等方者，較易區別。該抄本不避『玄』字諱，可能是吴熙重抄的自用秘本，即使多遵原抄用字，亦無足懼。

[一] 薛清録主編：《中國中醫古籍總目》，上海：上海辭書出版社，二〇〇七年，第三五〇頁。

秘傳立効神方

雲間芳圃吴熙校

鉄箍散　治癰疽發背腫毒

用陳年小粉八兩炒黑黄色為末用好米醋調箍極驗

治發背諸毒神効

用草麻子四十九粒去皮搗爛用臘醋二碗先入鍋中滾三沸然後入草麻共熬成膏離瘡一指遠將藥搽在四圍乾了再搽

治魚口毒

木鱉子三分　大黄三分　甘草節三分　酒水各一鍾煎露一宿

空心服下

瓜蔞散　治乳紅腫疼痛不止

瓜蔞大者二个　甘草五分　当歸五分　乳香五分加一倍　没藥　廣陳

皮一分　貝母一分　用酒二中煎一中服下發汗

保命丹　杖後服之活血止痛

當歸芍藥及川芎　枳殼青皮炒有功　牡丹皮上七分重

紅花五分酒一鍾　河水仝煎杖後服　縱然重責不為凶

受刑不痛方

熟羊肉一觔　黃臘三錢　白臘三錢　南星五錢　大椒五錢五分　川椒三錢五分　姜汁三錢　將前肉黃白臘姜汁溶并後入椒南三味丸如彈子大杖時預擦腿

杖過服後藥

當歸四錢　沒藥一錢　乳香一錢五分　蒲黃三錢　天麻三錢　牛膝三錢　續断四錢　降香三錢　酒水各一中煎服

十宣湯　治疮瘍身倦惡寒服之能助陽氣散风寒

人参　當歸（酒浸）　黄芪（盐水炒）　炙甘草　白芷　川芎　桔梗（炒各一分）　厚朴（姜製五分）　防风　肉桂（各三分）　作一劑水二中煎八分服

楊梅瘡方

人参（五分）　木瓜　西首烏（如桃子大）　天花粉　金銀花　木通

防风　白鲜皮　皂角刺（各一两）　土茯苓（二觔酒浸）　右藥十味為咀片分作七貼煎服極驗　忌茶蛋牛肉

又方

人参六錢 皂角刺八錢五分 土茯苓一斤四两 作五貼煎服

又方 擦手心及手脚脈上四五日脱盖

水銀三錢 輕粉三分 蕃打麻三分為主 銀硃三分 胆凡三分 明凡三分 大楓子肉三粒 大黄三分 麻油二两 調匀擦之忌茶醋鵞牛肉蛋

又方

牛膝 姜蚕 蟬腿 當歸 人参 荊芥 防風 苦参

木通　白鮮皮　地骨皮　五架皮　車前子　猪牙皂
金銀花　風藤　皂角刺　每帖加土茯苓四兩白水煎服

楊梅疮丹藥方

白硝二兩　鉛五錢　雄黄三錢　硃砂三錢　朋砂三錢　食盐五錢
水銀一兩　白礬一兩　用陽城罐二个合封口固降火打一炷
香為度待冷提起取罐上霜研為細末好醋調点蓋落

又点方

杏仁三錢　湯泡去尖搗爛加輕粉一錢　均搗猪胆調点疮上

即愈

牙痛方

細辛一两 蓽撥一两 草烏一两 緑礬一两 胡礬一两 内取椒五分 用健猪腰子一个割開将椒入内縛固煮熱去腰用椒為末擦之即愈

大牙痛

大黄 樟脑 各等分為細末揩入痛処

治喉痺方

鷄貞皮陰乾炒為末 三分 男用雌女用雄不要經水再加銅
青 二分 枯礬 一分 共為細末吹入喉中立効

治咽喉閉塞方
灯草 燒灰存性二分 氷片 一分 胆礬 少許 共為細末将鵞毛管吹入
喉中

下疳方
将茄子一箇刳空入五棓子一个藏在内加雄黄三分用粗
帋褁好再用黄泥封固煆过去茄不用将棓子研極細末鵞

翎拂上

又方

人中白煅　栢末　枯凡　麝香　氷片　鸡膍胵黄皮火煅

細末搽上

治疳疮良方

白螺蛳壳一个煅灰　白海巴一个煅灰　灰條子一把炒黄　黑色児茶　四味

各等分為末搽上即乾三五日全愈

拗散　治傷風咳嗽

桑白皮一分 杏仁五分去尖 甘草五分 大腹皮五分 麻黄一分 細茶三分 右剤用水二中煎至八分食後服大有功

回生丹 治疔疽非凡常之方珍之

金脚信五分 明硇砂五分 明乳香五分 上飛丹五分 江子肉一分 明雄黃一分 麺半夏一分 大南星一分 南朋砂一分 大班毛十五个去頭足 右為細末取蟾酥和丸麻子大硃砂為衣每服十五丸好酒送下須飲醉為妙良久吐瀉俱作乃甦

治骨鯁方

砂仁七个 威灵仙一两 砂糖半碗 将酒煎五盏不論諸骨吃下如棉

小兒热癖方

用五棓子一个 為末加飛麵用醋調箍癖上即愈

婦人科

治月水如崩之甚迁延日久不調者後服錦灰散即孕

伏龍肝二分四分 生地四分八分 生姜四分 蘄艾二分 黄芩炒八分 蒲黄炒黑 側栢八分微炒 歸頭八分 水二中煎八分食後温服

錦灰散　治沙淋白帯血崩血海敗下不止或下大血塊日亱長慶病者將危不効比藥脩合如法効驗如神

錦灰三钱　蒟衣灰三钱　蚕故帋三钱炒黄　鷄荳殼五钱炒黄　鵞蛋壳三钱五分煆灰　綿灰二钱　凤凰衣二钱五分煆灰　蒲黄灰三钱五分　麻皮灰三钱　乳香一钱　末藥一钱　血竭二钱　赤石脂二钱　人參二钱　蓮蓬壳二钱　龍骨二钱半煆　共為細末各味秤准和作一処酒服一錢

每日三次

秋石地黄丸　治婦人月經不調子宮久冷赤白帯下胎前産

後血虛不論遠年近日心腹腹疼痛服自功効驗
秋石十两 蓮肉十两 赤茯苓四两去皮 茴香二两 當歸三两 川椒
二两 生地一两 熟地一两 川芎一两 香附二两 芍藥二两
右爲細末用醋糊爲丸如梧子大每服五十丸姜湯送下乾
物壓之
胎死腹中不下方
用荳中黄綠藤又名兎絲子取来陰乾用酒水各一中煎热
服

鼠腎丸　治难産一丸可用二次隨児項下即収再用

雄鼠腎一付　加硃砂麝香輕粉各一分杵和作三丸服用一

丸酒下

禁口痢方

用大鯽魚一个摘去胆腸入白凡一大荳許用煨热入塩醋

同煨吃不過二个可即止餘痢俱可服

又方

用鷄子一个去黄用白入飛丹三分攪匀原入鷄子壳内将

火上煆乾取出為末每服一分米湯送下即可開聲

烏梅丸 治食積肚痛氣痛併胃膈飽悶

烏梅肉一斤 白朮三分 蔔子六分 木香三分 丁香三分 黃連三分 蓬朮三分 酒煮 三凌六分 巴霜五分 陳皮六分 青皮三分 半夏三分 右研細末將烏梅肉搗爛為丸每服三分白湯送下

止汗蚊文蛤散

用五棓子一分微炒為末男用女唾女用男唾調末填滿臍中扎定一宿時不俱自汗盜汗即止又治泄瀉白湯調服即止

好茶葉面黃無力方

川椒一兩去核為細末麵糊為丸如梧子大每服二十丸濃茶送下

又方

用細茶一兩內取一半將菜油炒過共煎一半泡濃茶服之即去

治虛弱痰吐血等症

紫河車一个洗净入陽城罐封固打火三炷香為度取出研成末

猫兒骨一两用醋尾上煆黄為末不可經鉄器又名辰~~砂~~砂
蜂房煆一两用好醋一碗煮乾然後用砂鍋炒燥為末又名雲
母砂　蛤蜊煆一两用米醋一碗燒紅浸七次焙乾為末又名
海銀砂又名虎髓　白芥菜子一两用尾焙乾為末又名白
花子　大茴香三分　小茴香三分　胡椒三分俱為末右藥各
用一茶匙傾入紫河車惟二香椒末看人寒熱用　如寒痰者
加二香椒末三錢若熱痰者二香椒減半又用乳一茶中燒酒
一小中煮　忌葷腥寒冷之物

遺精絶妙方

遠志一兩去心甘草汁浸 沙苑蒺藜四兩煎膏 蓮肉一兩去心 蓮蕋一兩 乾山藥五分 白茯苓五分去皮 白茯神五分去皮 鷄荳肉五分一兩 韭子一兩炒 鷄內金一兩煅即鷄肫內皮 覆盆子一兩炒 破故帋一兩炒 藕節二兩取汁 谷精草一兩 海螵蛸一兩蜜炙 黄栢將肉桂煑去桂不用 桑螵蛸一兩蜜炙 獨活一兩 龍骨一兩炙 萊菔子二兩即野落蘇 續斷一兩 前藥俱為細末外用金櫻子六兩將水十碗煎至二碗去查熬成膏再將諸藥末入内拌匀為丸如不成粒者再炼些蜜丸如梧子大每服七十丸白

○

湯送下早晚二次

便毒方

白朧七分 鹿角霜七分 亀板灰七分 用酒煮空心送下午後

即消

又方

蛀蝎煅七个 川山甲煅七个 油核桃煅灰七个連殼 大黄三錢 用好酒

浸清晨送下

又方 一補一瀉

人参三分 大黄三分 水酒各一中煎八分露一宿空心温服

横痃敷藥方

用山藥和糖人白糖大黄末共擣成膏貼患処即消

又方

用尾花擣汁将墨磨濃塗在患処即消乾了又塗不住手塗

一日即消

又方

芦甘石煆 氷片 京墨 霜梅煆 珠屑少許 用猪調圍腫処

○乾了又搽上其毒自拔小兒失丹加姜汁調敷為妙

諸毒收口方

降真香一兩敲研用麵炒去汁五棓子一斤生熟各一半倶為細末摻上如乾用蜜調敷

又方玉紅膏

石羔一兩生一半煆一半緋丹三分炒用鮮猪油搗成餅貼之或加輕粉

治傷風

桃梜肉七个棗肉七个生姜七片灯草七莖葱頭七个烏梅

七个黑豆四十粒水二中煎一中先燻鼻頭服下罨汗為度

治眼丹瘤

天南星 半夏 共為末姜汁酒漿調敷即消

胃火方

人參五分 知母一錢 淡 葉七个 桂枝二分 占米一撮 水一

中煎服

産後有瘀血不行遍身疼痛方

當歸一錢 川芎一錢 芍藥一錢 熟地一錢 肉桂五分 乾姜五分

○

○炒黑 水二中煎八分温服

難産方

当歸　川芎　大腹皮　益母草　枳殻　車前草　沉香

香附　水二中煎一中温服胎即下

放盞安　治婦人産後白暈諸症血虚者忌服

当歸　香附　玄胡索　青皮　官桂　川芎　蘇木　蓬

朮煨　砂仁十个焙去衣　用水煎服

又生児下地母暈去方

用荊芥蕙一把水二中煎八分服即愈

膿梗疥瘡方

苦參一兩 石菖蒲一兩 何首烏一兩 胡麻一兩 甘草五分 防風一兩 荊芥一兩 威靈仙一兩 撮作十帖先五帖用酒一碗水一碗煎服後五帖用水煎服〻藥尽疥亦愈忌口

眼科圍藥方

黄連五分 黄芩一兩 大黄一兩 雄黄五分 青黛五分 緋丹五分 蕎麦半升炒黑 共研為細末用葱汁同蜜調塗圍在眼疱上腫

即消

治人一時失聲方

皂角一枚去皮子　蘿蔔三ケ切片　水一中煎半中一氣而服開聲如舊

偏正頭風方

細莘　白芷　川芎　防風　羌活　羊角　天麻細者佳

右薬各五匁為細末食後每服三匁好黄酒送下

又方

用黄牛脳子一具去血膜加白芷川芎各四錢入脳内攪匀

隔湯煮熟好煮酒送下一連吃三具自然去病立効

發背薰藥方

末香一升 蒼朮一升 皂莢一斤 泥风殘根一斤 搗碎和匀將

酒罈一隻盛藥在内燒烟罈口上用米升一个升底鑽一眼

將患処瘡安在升上薰大半日 薰後忌吃物

治婦人血崩不止方

当歸 紅花 香附炒黑 敗棕灰 松花 酒煎服

治大小子痛难忍方

将千里光又名水菊花擣爛水煎服即止

治双鵞單鵞

食盐七分煅 面粉七分炼過 灯心一根長七寸燒灰為末 将芦柴管吹入即消

羰狂难治者方

用乌柏樹根洗净擣汁半中服下即止

痰火方

天花粉一斤 用竹瀝梨汁蘿蔔汁乳汁童便姜汁各一中将

天花粉九蒸九晒為末用白砂糖柿霜調服

諸毒瘡膿血中生虫者
用番葡萄三十ケ搗爛糊為丸每用一丸化温水洗三次虫
尽云矣
凢瘡爛肉者
用黄栢葉搗糊調敷患処
治糞後前紅方　男女同
四两茱萸四两連　一鍋仝炒不仝研
血在糞前萸調酒　血在糞後酒調連

治瘰賁頭方

用蚯蚓糞煅過加尾灰桐油調搽

又方

用猪肝切片貼上即愈

又方

松香銅青各等分猪胆四个煎成膏用紅布攤貼甚妙

白梅花頭方

南星半夏煅過存性用羊骨髓調擦

小兒白瀉方

艾葉七張根 葱頭七个 梔頭七个 食鹽一撮 紅糟 坌泥

用系衣葉包煨貼臍上立止

小便不通方

用急性子三乎為末煎服

大小便不通方

用大蒜不俱(拘)多少搗爛貼臍中立効

痔瘡方

尾松 防風 花椒 共煎湯洗数次効

白瀉方

五棓子一ヶ炒為末 加平胃散白湯送下即止

婦人脚生鶏眼

大黄一两 南星二分半 酸漿草一把 藕汁調作餅貼患処罨半

日即落

疮毒疼痛难忍方

用生蝦十隻去頭足用肉搗爛加輕粉一分成膏貼之即止

痛

小兒口瘡方

香附半夏各等分為末用鶏子清調成膏貼在脚底男左女
右

又方

五灵散　平胃散　加枯凡青黛炒盐各等分搽之神効

又方

消風散　加黄栢末薄荷姜蚕青黛各等分煆為末搽

○

烏金散　治小兒口瘡
用大棗一ケ去核入緑凡三分文火煆過存性研末摻之

溫胃散　治小兒吐乳
蓮肉心ケ廿一香附三ケ吳茱萸七粒丁香七ケ用新尾放前
藥在上焙黃為末乳汁調敷乳頭上令小兒吃乳立効

治黃病方
緑凡一兩晒干棗肉一兩去核晒干循蒸餅一兩共為末好臘酒打為丸
每服三十丸好酒送下空心服待悪物出為驗

忘憂飲　治男子尿出血
用萹蓄一味洗净一握濃煎半碗空心服下日進三服立効
寛氣秘宮散　治大便不通
牙皂角当中取一寸許去黒皮以沸湯半盞泡用盞蓋定候
温通口服之待通食粥止二服見効
立効散　治小兒不出牙齒
雌雄烏雞鷄屎蔴草鞋底草鼻尤佳須用左脚的三味等分
燒灰存性入麝香少許為末敷於牙齦上艮一月即出立効

取痛牙不用手方

草烏 蓽撥 川椒 細辛 各末一兩每用少許嵌在牙縫根処将茶嗽口其牙自落

乳葱飲 治小児初生不吃乳及不小便者

用葱白一寸四破之以乳汁半盞入瓦礶内煎取一合灌之驗過神効

灯花膏 治小児亱啼不睡

灯花七粒 朋砂一字 硃砂少許 同研末蜜調成膏候児睡少

許抹口唇上

男婦臓毒方

防風中 地榆炒少 歸頭中 烏藥中 生地多 荊芥中 槐花炒多

川芎中 烏梅少 黄連炒中 只壳炒少 甘草少 椿樹皮炒多

右藥水二中煎一中食前服忌葱蒜辛辣鮮魚鶏子

陰囊温痒方 即腎瘋

防風荊芥蛇床子将殺鶏湯中煎洗立効

又方

用冬瓜皮煎湯澄清洗妙

小兒狗癬疥

牡礪砍二兩三分 甘草一兩 大黃一兩 雄黃三分 研細末菜油調

搽

治隔症畨食方

狗胆四个破在碗内陰干 丁香三分 五味子炒一兩 共為末用蜜為丸如

鸡荳大外用黃臘為衣每一丸磨温酒下

跌傷割傷者用比方

用柿霜或柿餅搗爛敷在傷処甚妙

金瘡方

蚕沙 生半夏 等分研極細末摻之扎縛緊不可下水

治鎗刀所傷血不止方

剪牛尾一把燒灰摻上立止

敷毒瘡麻藥方

川椒 川烏 草烏 南星 半夏 等分敷瘡麻肉開刀

先以姜擦之後以津調敷

耳聾方

麝香一分 川山甲煅三分 款冬花三分 孩兒茶三分 胡椒三分

為末塞耳即明

四腕瘡方

生凡一分 熟凡一分 煙膠五分 用猪油調搽

楊梅漏煮酒方 如人弱加人參白芷

白鮮皮二兩 五架皮二兩 地骨皮二兩 金銀花三兩 皂角刺一兩 川芎二兩 九龍草干三兩 当歸二兩 防風二兩 荆芥二

兩 乳香二分 末藥二分 蜈蚣三条 甘草一兩 土茯苓二斤 占

米一斗 作一酒罈煮三炷香晉鍋中過宿次日取起埋土泥中退

火服忌牛肉蛋茶

治癬方

班猫三个去頭足 明凡一分 禿菜根汁 雄黄 用酒娘調搽

透骨膏

巴荳 防風 荆芥 只殼 猪苓 澤瀉 連翹 風藤

大黄 当歸 生地 黄芩 黄連 甘草 厚朴 木通

○

梔子　白朮　紅花　黄栢　羌活　半夏　南星　桔梗

各一兩用緋丹三兩將水飛三次炒黑為度研細収前藥成膏

後加細藥

乳香一分　沒藥一分　血竭一分五分　孩兒茶一分　輕粉一分　銅青一分　麝香一分　蚕脫三分煆灰　全蝎三分　蜈蚣四条　白芷三分炙　甘松三分　三奈三分　梧桐淚一兩　麻油三斤將前粗藥先進入油中二日然後用文武火煉滴水成珠提起用細藥入內和勻攤膏

莃薟膏　治咽喉等諸毒

莃薟草　馬鞭草　牛膝草　芦䕫草母　西河柳　金銀花　薄荷葉　野紫蘇　八味艸将水臘水浸半月入鍋煎至色濃再加　桔梗　玄参　黄連　連翹　防風各一兩　入煎将桃柳枝攪成膏取起加麝香一錢　孩兒茶五錢

明目地黄丸

黄栢　知母　门冬　天门　枸杞子　敗亀板各七錢五分　黄連　川芎　柴胡　防風　犀角　羚羊角　蔓荊子各二錢五

分 當歸 芍藥 龍胆艸 谷精艸 山決明 木賊 桑
白皮 蜜蒙花 甘菊 各五分 煉蜜為丸

雷火針法

川烏 草烏 何首烏 閙楊花 木香 雄黄 硃砂
細莘 各六分 麝香一分 官香一分 丁香五分 蘄艾一兩 用綿紙
捲筒火上燒熱針在患処自然行血

小兒胎瘧方

用白芨五分 搗爛碎姜汁一分 好酒送下即止

擦牙散

骨碎補一味將銅刀刮净白水洗净銅刀切片銅鍋炒用槐枝不住手攪冷後又將火炒老黑色取起研末擦牙能堅齒固牙動者數擦立穩再不復動經驗過

治胎髮不黑方

用草蔴子肉一兩 以香油煎黑色去草蔴用油停一七退火氣用

眼腫紅痛圈藥方

水銀一兩 綠凡二兩炒 白凡二兩炒 火硝一兩炒 青盐一兩炒 几口五分
炒 緋丹一兩五分炒 銅青一兩 廣膠四兩調丸 芦甘石五兩 用後藥煎
湯煅 後藥 黃連三兩 黃芩 当歸 芍藥 川芎 生
地 菊花 甘草各一兩 用水五碗煎二碗煅芦甘石九次
為度先將綠白凡硝三味下鍋炒鷄子黃色就止後加青盐
諸味於內將廣膠溶為丸每用一丸用葱汁蜜調圈眼四圍
應驗如神

遇仙丹 治大人小兒食癪肚腹脹痛心隔飽悶者加猪牙角

三分

蓬术五分　三稜五分　大黄一两　黒白丑一两　檳榔五分　茵陳三分晒干　右為細末麺糊為丸每服三分用炒糖調空心服弱者少用

太乙膏

玄参一两　白芷一两　当歸一两　赤芍一两　肉桂五分　生地一两　大黄一两　緋丹十二两用水飛過炒黒黄色為度　蔴油二斤煎膏

指頭上初起紅腫者方

用螺田〻一个連殼打碎葱頭二个搗爛糊爲膏用布攤裹一時消

痔漏方

苦丁香十个煅 巴荳三粒炒黄 油核桃一个去殼 相粉〻一手 皂凡二合研末用細蔴做袋一隻長二寸許大一寸餘將皂凡研碎再加丁巴粉〻三味每味二分和在凡桃內用磚二塊燒熱替換放藥袋在磚上將痔坐袋上燻袋冷即換磚一日如此二次不再發三日即愈矣此藥亦治牙痛用柳條果衣綿紙在上燻〻此藥又

在香油中一蘸将灯點着即吹滅就按痛処如此廿餘次永
不再發

救死回生丹　治諸疮

当歸　川芎　香附　蒼朮　蒲黄　白茯苓　牛膝　熟
地　桃仁膏各一两　三稜　地榆　山茱萸　甘草　羌活
陳皮　芍薬　五霊脂各五钱　木瓜　青皮　人参　白朮各三
钱　木香　烏薬各二两五钱　良姜四钱　乳香一钱　没薬一钱　玄胡
一两　共研極細末聽用

大黃膏

大黃一斤為細末 蘇木三兩剉碎用五碗河水煎汁三碗去蘇木用汁 紅花三兩用好酒大盞煮炒黃三五沸去紅花用汁 黑荳三升煮熟取汁三碗去荳用荳皮与汁 先將大黃末下鍋著好米醋四碗攪勻熬成膏如此三遍次下紅花酒蘇木湯荳汁攪開大黃膏入內又熬滾成膏取出盆盛之再將鍋粑鏟起焙乾為末同前四生丹末和勻却將大黃膏調丸如彈子大不俱時服每服一丸溫酒熳化送下

黃胆方

苦芦(葫)一个開一小孔剜去肉将草(菓)囊半个口中嚼碎入葫芦内将酒灌满帋封固隔一宿次早倒在沙罐内煎之二三滚去查空心服下待吐即愈

大附子丸　種子试念神効方

附子一两　硫黄一两　阿芙蓉一钱　款冬花一两五钱　土狗廿五　海馬一对　零霄花一两五钱　海螵硝五钱　桑稍花五钱　石燕一对　海狗腎連子四两如無以黄狗腎代之　右為細末用酒(燒)為丸每丸重一钱安臍中外用膏藥貼之一丸冬月四十四日止(夏)月三十三日止見

効如神

托裡化毒散　治一切陰毒化為黒水小便出

乳香　川山甲　白芨　知母　半夏　金銀花　皂角

天花粉各一分　右㕮咀用無灰酒一碗煎半碗去查作一服温

進不宜加减将查搗爛加芙蓉葉末一两蜜水調服

烏鬚方

金凤花　干臈烛花　呂余蟬退　孩兒茶　醃鴨蛋黄　生絹扭

五味将来一処加　此方鬚中為第一　須知鬚黒賽王家

又方

没石子一个煆存性訶子一个青盐一两蛤粉二两黄丹四錢右為末冬天滚茶調搽夏天凉茶調敷

治鵞掌瘋

用牛惱子一个煮熟两手搽火烘一七不洗手即愈

治廣東瘡　先用吃藥後用搽藥驗過

大黄四两　蔴黄四两　鉄脚威灵仙四两　天花粉一两　金銀花一两　白芍藥一两　分作四帖每日一帖用水二大碗羊肉湯

三大碗將大磁罂罐煎至三碗每日早中晚各服一碗將羊
肉嗄鮮魚子鷄將蔴油煎吃並忌待發透再用後擦藥一日
瀉數次

楊梅瘡擦藥

乳香三分　麝香七厘　氷片七厘　大風子肉七个　水銀三分　硃砂三分　硫黄三分　胆凡三分　緋丹五分　枯凡五分煉過　各為細末
用上好蔴油調擦手足脉四処擦手心熱為度擦藥時卧房
中被蓋不宜経風至緊至緊每日早晚擦之忌盐油醋醬等

物惟食淡粥而已不可洗面嗽口如口热极将冷水含〻吐之二日反凶七日脱盖永无後忧盖杨梅疮之首方也

五灰膏　治癣点痣方

桑树灰一升　稻梗灰一升　荳萁灰半升　麦梗灰半升　石灰半升

共将淘箩乘之用滚水浇淋取浓汁煎成膏用将翦草铺在上浇之

点痣方

用占米十撮碱水浸之再加凤化石灰待炼熟去碱灰用占

○米点之

治肺火赤鼻方

用榧杏壳净将蜜糖浸一七每日空心早晨食之即去紅竜

矣姿

治閃腰疼痛方

用核桃肉半斤去衣好酒不常空心服下即愈

落字跡法

番硝　栢子霜　火硝　白凡　共為末塗字上即落

絶鼠法
用猫児打碎為末燒在房内一年去用猫児骨
祛蚊虫法
用蝙蝠糞不拘多少燒之即去
固精法
用蜈蚣去糞入葱在内煅過三錢白附子三分麝香一分將
蜜調膏貼臍上最妙
男女肚中痞塊方

香附子烏藥共為末每日用肥皂二个每皂内將食鹽一錢
烏末一錢同入一个皂内外用線扎固用好醋煮一炷香為
度止取云搗爛做膏貼痞上三五次即消　每日早晨又服
香烏末一分好酒送下忌口及房室

痞積方

烏藥　蓬术　三稜　玄胡索　五灵脂　当歸　赤芍
赤茯苓　香附　半夏　黄芩　柴胡　益志　厚朴
枳柳　青皮　水二中灯心三十根煎一中食遠服

痞塊方

大黄 阿魏 蓬朮醋炒 三稜醋炒 川山甲 香附 木鱉

各等分 共為末用砂糖炒醋米粉為丸每日空心服三十丸

消痞散

沉香三分 木香五分 大黄一两 黑丑一两 檳榔一两 阿魏一两 蓬朮一两 山查一两 陳皮一两 右共為末砂糖調成膏搗為丸青皮湯送下每服三分

痞塊膏藥方

○

黄丹半斤 麻油一斤 当歸五分 白芷五分 兩頭尖十二个 大川
山甲七个 生地三分 熟地三分 川烏三分 草烏三分 木鱉子
十个 三棱三分 蓬朮三分 紅花三分 蜈蚣五条 巴荳一百廿粒 草
蔴子一百廿粒 象皮一兩 右各作片入麻油浸一宿天明熬油熟
葉枯去查用槐柳桃条攪下黄丹成珠不散冷定再四加後
藥 五灵脂五分 乳香二分 没藥二分 麝香二分 血竭二分
阿魏五分 用槐条攪勻傾入盆内用水浸一日次日取起入
瓷器内用滚水煮化貼之若痞積狗皮作膏若婦人白帯用

絹段作膏諸毒用帋布作膏貼時先将生姜擦患処熱然後将膏貼之用火烘鞋底熨盪良久為妙看糞若黒病即去如黄再貼盪可服補藥調理忌房事生冷發氣等物一月若不見効再服

補味丸

白茯苓二两　当歸二两　白朮二两　山查二两　神麯二两　枳实一两五钱　砂仁五钱　陳皮一两五钱　只殻一两　甘草五钱　共為末老米粉為丸每服叁十丸白滚湯送下

治鼻痔年久不能可者

用田螺一个養在水碗内早晨看口開急用氷片十片放在内傾刻化成水用新笔蘸水点在鼻痔上自然落下立効

返魂丹　治十二種疔瘡

硃砂一錢　胆凡一錢　血竭二錢　銅緑一錢　喎牛十一个　雄黄三錢　白凡三錢　輕粉三錢　末藥三錢　蟾蘇三錢　麝香二分　右先將七味為末糊丸搗喎牛蟾蘇極爛旋入藥内丸如鷄荳大每服一丸令病人先嚼葱白三寸吐在手心内將藥丸又用

葱果热酒送下此方有病人身将冷口禁不開將藥灌下即
活

婦人乳癖下有一塊硬者服此神効

白芷 川芎 当歸 防風 甘艸 天麻 桔梗 薄荷
人参 黄芪 芍藥各一兩五分 羌活一兩二分 荊芥一兩 蟬殼脫七分
五分 輕粉二分 乳香四分五分 末藥四分五分 木香一分五分 各為末好酒調
服三分即愈四十歲者不用人參黄芪

乳瘋敷藥方

白芨　白斂　輕粉　雄黃　乳香　末藥　水銀　羌活
黃連　五棓子各乡一　右為末水調服即好
金不換散　治鳥頭疔瘡試過
粉心　土蜂窠煆　等分用蔴油調敷立効
蛀屑散　婦人妳癧
以蛀竹屑三錢熱酒調下又將竹屑調醋圈圍之
敗毒散
加青皮　陳皮　皂角刺煆　羊角灰　天芥菜　金銀花

蒴藋 右四味各一錢五分天芥蒴藋金銀花搗汁服下

糞後紅臟毒者

棕櫻燒灰 只殻為末 每服一錢五分酒送下

遺精腰痛方

黑丑 一両 炒燥中入硫黄末内滚均去硫研末每晨服二錢

白滚水下

白濁方

黄栢 二両 乾葛 二両 白茯苓 一両 粥湯為丸每服三子白滚水送

下

五淋白濁方

雄黄二分 硃砂二分 海金砂三分 天麻三分 共為細末陳蜜為丸如菉荳大每朝空心服三丸好酒送下将一丸塞在馬口内立効

治男人血濁方

用海栢枝灰一錢做二次服每服蜜半中河水半中調入冷服空心最妙

治哮病
取水楊梅一升用伏軒閣乾糙米為細末每服五錢一日三次生酒調下臨發日服二三止再不宜服

絶瘧丸
雄黄三錢黍為丸如菉荳大曬干每清侵晨空服并水送下一丸一日發一次者四五次即可服隔一日而發者兩次可服々之即止五月五日午時合忌四眼見

糖醋方　夏月可曬

浄糖十斤清井水三十斤先将糖水攪匀入罈毎罈加麦芽好麵麹三两扎固安於不動之処朝日晒四十九日方用澄清如油食之甜酸極佳

白瀉方

栗殻　黄連　甘草　烏梅　灯心　煎服即止

治老少男婦小児脾瀉方

糯米（一斤炒熟）　蓮肉（半升）　荳蔻（三个煨）　右共為細末毎日空心砂糖調服

抽觔瀉方
陰陽水一碗調塩服之用河水洗足立効
治痢疾方
細芽茶五分 蜜糖二两 生姜一两搗碎五分取汁 烏梅三个 陰阳水一
中白酒一中煎八分服
又方
梧子五分 紅者白米湯送下白者淡姜湯服之
又方

良姜炒煅存性為末每服一錢紅者蜜糖湯下白者砂糖湯
服之驗過
半工方
鼈殼燒灰酒送下
治臁梨瘡
用雄猪花腸煅灰為末加枯凡花椒末共將菜油調搽剃一
次搽一次三次即可好
又方

水銀一分 芦甘石三分生用 肥皂核十个 燒為灰桐油調先剃以殺猪湯洗再將藥搽

又方

用猪肝枯凡花椒為末將醋調搽

治口臭

用独核肥皂核二三十个攤在蒸籠底將牙茶鋪在上蒸熟去核取茶晒干泡吃五六次即止

治脚汗臭

用大附子一个切片將童便浸三日取附子晒干為末擦脚
汗止不臭

治汗斑

用見腫消根搗汁烏梅十个明凡一分禿菜根搗汁雄黃一
錢

治九種心疼痛方

用帶旧絲綢巾煉灰為末每服三錢又百艸霜二錢燒酒送
下罨汗困首為度

十八

治心疼方

用猪牙皂三条煅過取出用碗盖地上冷為末燒酒送下三分即止

治心氣疼方

乳香 末藥 五灵脂 玄胡索一 女人加蒲黃

治瘋疾手足难動

用野紫蘇為末好酒送下發汗或吐無害或新鮮取汁亦可

小兒疳積方一 曹通州傳

雄黄一分砂仁一分共為末用雄鸡肝肺一付如無鸡肝肺
即用鸡蛋或猪肝将刀花開把雄砂末共五分入於肝肺内
碗盛帝盖飯上頓熟一連三服即除

又方
用菩罗拘根搗汁入蜜半酒中飯上頓熟服下三次即除患
矣每次服半酒中先忌甜物不用

小兒肚胞方
蠏蟆一个　雄黄一分　銀柴胡二分　雷丸一分

治小兒頭痘疔神效方

珍珠五粒為末　荸薺四十九粒燒灰　共為細末臙脂水調用簪撥開疔蓋

將藥入上一時変紅　金不換方

小兒陰囊虛腫方

用甘艸湯調地龍泥塗之即消

打積方　福建剪紅变作膏煎藥方

黃連　滑石多　甘草　陳皮　檳榔多　大黃　麻黃多各等分　水

一中煎二沸空心服不宜梳洗忌三日不食盐油暈

口疳方

白礬［煉］五　枝子五分　茯苓五分　右為末煉蜜調搽神効

口疳口瘡方

硃砂三分　丁香三分　將黃連一錢　先進［浸］水入前二味浸了晒七日霜［露］七亱為末再將亱壺內白雪霜二錢煅為末吹入

膈食方

生牛乳五斤不可用鹽先取一斤瓦器盛之半中生牛乳用好酒一中冲入送下一日三五次食尽即愈

心隔飽悶方　三年不能食者亦可愈
大凤子肉三个萆麻肉七粒去油大椒四十九粒為末用飛
麺袪醋為丸每服七粒小児五粒
隔氣方
白荳蔲五分　艸荳蔲一両　陳皮五分　梹榔三分　枳殻五分　丁
香四分　沉香三分　共為細末每服一錢五分木香磨湯酒送
下只五六服全愈
疝氣方

用狗橘栗四五升切片晒干研末每服三錢大酒送下連用

八服除根

治小腸疝气方

用經霜老糸瓜燒灰為末空心服熱酒送下汗出神効

治冷氣揷脇吃食相迎

三年陳艾五指撮一把用生酒一中河水一中煎一中向東

南露一宿空心服

三仙湯　治傷風及産婦七八日不食气急寒戰者

核桃肉半斤 細茶五分 子母香六塊 水二中煎一中蒸汗為
度

治風寒神効方

竹操子一合即地伏子炒熟為末 將酒煮熱服下汗出為度

寒疾氣神効方

当歸二两洗淨 川芎 荊芥 防風 知子 連翹 羌活 獨
活 蒼朮塩水洗炒 川中 薏以仁 蒼耳子 五加皮四两 白
芷 白朮 赤芍 木瓜 木通二两 姜黍 金銀花 紅

。

花　青皮　陳皮　杜仲半　威灵仙　枝皮　黄連　皂角

生地　用水酒各一中葱五根煎一中食遠服表汗

傷寒方　頭痛亦可用

烏藥四两　生姜八斤　取汁二斤　将烏藥浸内晒九次浸九次

汁乾為度晒干為末看人虚实用五分小兒三分云汗全好

治寒湿氣筋骨疼痛方

天麻梗用紅者去外皮瓦上焙干為末三分　加牛七木瓜各五

分

用水二中煎一中服時忌酒三日神効

治痰火及火嗽冷咳

石膏五兩 麻黃七錢 鵞管石一兩二錢五分 蒙石一兩二錢五分 款冬花二兩五錢 官桂一兩 甘草一兩二錢五分 研細末或姜湯或白滾湯噙化喉內慢吞下待肚饜痰下為妙

治火嗽痰火方

蜂蜜一斤 梨汁 姜汁 人乳 童便 蘿蔔汁各一中 生地黃 熟地黃 藿香 天冬酒浸 麦冬酒浸 厚朴薑浸七日 半夏酒浸 甘草去粗皮蜜浸五日 杜仲炒去絲 白茯苓 陳皮酒浸 香附子

白朮各一兩 五味子酒浸 人參各五錢 共為細末先將前六味三汁蜜乳便下鍋滾三五遍再藥細又滾五六遍用瓷罐盛之每空心一次一茶匙白滾湯下

痰火方

大黃一斤 老酒七斤 煮干為度加青皮四兩 陳皮四兩 枳殼四兩 百藥煎四兩 共為末煉蜜為丸每服二錢苦茶送下

治咳嗽

款冬花二兩微炒淨為末 細芽茶二兩為末 姜汁四兩 核桃肉四兩滾水泡去皮搗

燗
生蜜一斤　前藥入内拌匀搗爛罐盛鍋内煮一炷香為度
每日滚白水服二三匙

煮酒藥方　治虚損痨怯四肢無力黄病盗汗遺精胞隔飽脹
不思飲食口吐清水男婦齁喘冷嗽等症
当歸　芍藥　川芎　生地　甘草　只壳　石羔　草果
白豆仁　青皮　陳皮　木瓜　牛七　檳榔　桔梗　厚
朴　木香　杜仲　故帋　細辛　茯苓　柴胡　白芷
砂仁　乾姜　熟地　天冬　枸杞子　香附　紅枣各五

人虛加人參二錢共為咀片入好酒二十斤內煮二炷香住火取出埋土中三日去火毒听用男婦空心服二中神効

發背煎藥方

歸尾 番木鱉一个切碎 連翹 姜蚕 蟬退 川山甲 天花粉 黃芩 金銀花 酒水各一中煎服再將歸尾 連翹 金銀花 黃芩 蟬退 姜蚕 天花粉 大黃 朴硝 搗如爛肉用玉簪花葉飯上蒸熟貼之

長肉膏

用米甘水或肉湯洗将玄参為細末搽上即生肥肌肉妙〻

治發背及無名腫毒

尾归尾 五分 硃砂 五分 輕粉 五分 雄黄 五分 氷片 一分 川乌 五分

共将青布角摄藥蘸桐油或蔴油点火照之日色轉西方可照二三次早不宜照先用圈藥将醋銀硃調圍再用前藥火照火攻遠毒寛〻熨近即止用桐油搽在灯心上边上戚起至頭三点即止只用灯心三根為度

〇治上腿癰及無名腫毒

12

馬鞭草千〻活　牛七根　搗汁好酒冲煎服疮上用馬桶傍郎人中白剳為膏藥貼之

治疔瘇悪疮方

初起用槐子湯一碗服下定心外用隔年韭菜地上蚯蚓糞将涼水調敷患処立効

治結毒良方

白蘚皮　五加皮　白牽牛各九分　灯心十根　皂角子十六粒　土茯苓八两　水二中煎一中空心一日二服忌牛肉茶醋蛋

治脚上湿毒方

用礦灰一塊凨化炒黄待發泡將大黄切片入内炒黒取出

研為細末摻之若干菜油調搽即愈

治脚上爬傷成瘡

用細茶嚼碎敷上待干結蓋自落

川頭歷

蛇夢草　益母草　地松草　野脱菜　車前草　搗汁酒

下醋又炒又言旱仙草又炒

治湿毒血風疮方
鉄銹(為末三分)黄栢末(三分)龍骨(煆末三分)枯凡一分栢子油調敷上
即愈先用甘草湯洗

治女人白帶方
用北棉花子煆為末每服三錢好酒送下

又方
用風化石灰一兩水拌勻為餅用草紙包火煆為末再加白
茯苓一兩為末枯凡末五分白米粉為丸每服二錢好酒空

心送下効驗

女人赤淋血山崩漏

海栢枝一两煆灰 氈灰五分如流紅用紅如流白用白 或加枯凡三分 每晨好酒

空心服二錢三服即止

治血山崩神効方

地榆 甘草 川芎 茯苓 地黄 白朮 當歸 白芍

黄芩 阿膠 麦冬各等分 水二中煎八分露一宿空心服忌

煎炒麵食等物

治乳癖

用葱頭七个搗爛半夏三个半搗爛將絹片包好左乳放右鼻內右乳放左鼻中即通

治男子精寒種子方

肉蓯蓉四兩　兎系子　黄栢　知母各二兩　麦冬　生地各三兩
熟地　陳皮　五味子　甘草各一兩　茯苓　鹿角膏　杜仲
牛七各二兩　廣木香五錢　山茱萸六錢　共為末麵糊為丸如菉荳大每服三十六丸空心白酒送下

治男女小便赤血淋方
木通二钱五分為末 山支子三钱炒 蘇梗四钱 甘草三分 黄芩八分 茅
草根二兩搗碎 水二中煎一中空心服神効
难産方
白凤仙花子生吃胎即下
無乳方
凤仙花子為末每服三分好酒送下食三日共九分即有乳
治囊瘋方

用五棓子燒湯洗若破湿將五棓子燒灰為末摻之

治陰囊痒方

苦參（多）　花椒（少）　槐柳條　防風　荆芥（等分）　忍冬藤　煎水薰洗

肥瘡方

用白松香為末加真荳粉為末洗瘡摻上妙〻

治魚口方

知母　貝母（各二錢五分）　川山甲（二錢）　姜蚕　瓜蔞　五灵子（各一

生大黄五分　水二中煎一中空心温服先吃好酒二中後
服藥行二次冷米湯補之

治一切膿灌方
苦參不拘多少切片煎水少加塩又入冬瓜皮煎水洗几次
絶妙〻

治虫牙痛不止牙内有一蕩者是
用礦石灰凤化開為細粉将蜜為丸如小莞大每用一丸安
在牙蕩内半刻取云即将茶净口即止痛如神若安久恐發

○

腫

治風虫牙痛难忍者此方速効

用莧菜地上猪牙草滚水冲一碗嗽即止

治急心痛屢治不愈方

半夏 肉桂 荳蔻 只壳 砂仁 甘草 白芍 当歸

紫蘇 厚朴 用姜三片飛塩一撮水二中煎一中立妙〔効〕々

大人小兒脱肛方

用治田螺一个入水片半分一時化為水將鵞翎搽上即愈

治血痔疮鸡肝脱肛牛奶凤窠不可容吅眼見
牙皂角三分甘草二分馬燗頭六两冬天若無即用沒藥水五碗煎二碗
薰吃百發百中

又方
用万年青根生酒煎服即愈

痔瘡方
用鯅鯙一条或用螺螄入氷片一錢待化水磁器貯鸡毛搽
上三五次即愈

○治薫痔瘡腸風下血方

黄牛糞晒干一斤 鱉甲半斤 白丁香一两 將尾盛在尿桶內點上火坐上薫之

經驗痔疮方

用新蝲蛽皮一个再用雄猪小懸蹄甲七个入內新瓦兩片阴阳相合将泥盐封固用文武火煅許久鑽眼候青烟出尽取出為度再加蜜炙黄芪七分 煅乳香三分 煅全蝎三分 金樱根一两 楊柳飛絲根一两酒洗 壽樹皮一两陳性 椰瓢一个存性 血餘一两

存性 象牙末（炒 一两） 右為細末煉蜜為丸如桐子大毎日空心服
四十丸塩湯送下或好酒亦可

又洗薬方
木槿葉（不拘多少） 防風 荊芥 当歸 生地 金銀花 羌活
槐花蕊 黄芩 枝子 滑石（各等分） 水十四碗煎湯洗又薫
又洗一日三次

又薫薬方
經霜冬瓜皮（炒 三两） 乳香（三分） 九肘鱉甲（油炙 二两） 酥 右為末用尾

器盛之放桶内燻了又洗

又方

用蛇合草一把搗爛煎湯加燒鹽塊一兩入湯内煎盛在罈内大半罈止上用草圈坐薰待温將湯洗連薰三日永不發

治癧瘡方

輕粉一分 大黄五分炒退火毒為末 粳米燒灰淨五分退火氣 共為細末先摻瘡上然後貼膏扎緊三日一換如濕毒瘡加緋丹一分 白松香一分亦妙

隔紙膏方

黄蠟一两 乳香一钱 末薬一钱 頭髮泥不拘多少用桐油煎過以油紙將針刺眼做膏貼上忌房事發物不用先以苦茶浄患処

癧瘡方

生芝麻 陳鶏蛋殼 等分 共為末真菜油調敷竹葉貼之神効

又方

相粉二分 緋丹一分 栢末二分 甘草末三分 輕粉一分 乳香
五分 末藥五分 菜油調敷忌毒物

治癧瘡半年不収口者極妙
鉛粉四両 黃臘四両 枯凡一両五分 香油八両 先將杓内煎滾至
滴水不散入臘在内成膏用厚連四紙攤夾紙膏火上烘透
放地上退火氣將葱椒煎湯洗淨然後貼上早貼一面晚貼
一面日〻洗換膏藥一七愈矣〻

又癧瘡方

桐油四兩 松香二兩 官粉一兩 黄占五分 白占三分 黄丹二兩
四分 黄栢末三分 輕粉二分 共熬成膏貼之即愈

又癱瘡方

乳香二分 末藥一分 血竭二分 緋丹二分炒 輕粉一分 孩兒茶
一分 水龍骨三分存性 用蔴油調攤夾紙膏洗淨貼上扎緊

五子十皮湯 治男婦瘡蠱面脚蹼腫如神如蠱症加沉香木
香各七分 馬鞭草二兩
梹榔子 蘇子 葶藶子 車前子 蘿蔔子或芥菜子 共為末

陳皮 青皮 地骨皮 大腹皮 姜皮 桑白皮 五架皮 木通皮 甘草皮 牡丹皮 等分 水二中煎一中温服

忌塩醬炒物

治血腫眼及延眶紅爛眼方

艾灸兩耳尖上用稲草以母二指一跨一摺為止比膏荒至耳尖灸七壯為度或炮比時不宜頭動端正免差訛

治時眼紅腫方

明礬一兩用好醋煮干為末塩水煆過一兩為末將米醋[illegible]

汁搽眼泡上下皮擦過開眼待藥氣入内三四次即消

清涼膏

当歸　山枝　蝉退　川山甲　牙皂　桑白皮　赤芍　防風　烏藥　蜂房　蜈蚣　大黄　木鱉　蛇脱　金銀花　角刺　荆芥　天花粉　杏仁　連翹　血餘　獨活　羌活　桔梗　白术　甘草　牛七　蒼术　乳香　末香　藥各等分　共煎膏用

拳毛倒插方

先将眼毛揩净用番木鳖一个剉碎用綿褁一半如左眼塞
在右鼻内週日即除不可過時再盂眼毛又順

醃鴨蛋方

竹葉　松毛　栢枝　共搗汁加石灰少许将蛋滚水泡過
洗净乘热用前汁画蛋上或十八孛士或冩詩又用烏麦梗
灰真青柴灰一斗加石灰三升每一蛋用盐一分用热水攪
匀将前热蛋灰之安于罈内扎好口放在热鍋中炙過宿取

救正酸酒方

用甜瓜熟者去穰子以桑樹灰填在瓜內封固陰干共為細末每一斗酒用末二錢緋月二分投入酸酒中其味即轉香甜矣

治吃牛肉被哽方

用牛口吃倒草一塊黃昏時牛口取去煎湯送下立効

治悞吞棗核被哽者及二三日不下血阻喉中者立効

用胡椒生姜煎濃湯送下即下肚

治面上生荷葉瘡

用稻梗搓熱將口唾擦之即愈

治咽喉啞者立効

知母酒炒 黄栢姜汁炒 山查 木通 紫蘇 桔梗 灯心廿根

白糖一塊 水二中煎八分食遠服查再煎

治便毒方

牡蛎一兩醋煆三次為末 大黄一兩生熟各半 山支子一兩炒 水酒各一中煎空心服瀉止

點眼翳方

牙硝四两 先以水煮焙干再用上好燒酒一中煮七次為度取起听用每两加硼砂一分 氷片二分 硃砂三分 共為細末點翳上

小腸疝氣方

大茴一分 小茴一分 木香五分 橘核二分 川楝子一分 吴茱萸一分 香附二分 玄胡一分 青皮 陳皮 共為細末每服三錢空心酒下

治中風不語方

書云理痰須順氣々順風自消

用猪牙皂角細辛共為末吹入鼻内候打次如打三四个次可治若一下二个則不能治也面汗如油不止不治微汗可治

大小便俱去不治痰响不治

去痰藥

用猪牙皂角末一錢蜜糖三四錢白滾湯送下即痰去如牙齒咬謹用芭荳二粒捲在粗紙内敲油連帋点火烟冲鼻即開

五五

治攤瘓併梅瘋

用鉛半斤鍋化開將硫黃一兩為末炒作数次摻入鉛內成灰為末篩過每服三分用荳油煎腐不要鹽蘸吃酒送下每日二次大小人三錢次止

治紅白痢十日後可用此方瀉亦可治

用五棓子一兩半生一半熟共為末白米湯送下每服五分神効

治泄瀉不止方

〇肉荳蔻 訶子煨 宿砂 厚朴 蒼术 茯苓 木香 甘草 如豆冷加炒干姜水二中煎服

治痢疾神攻散

五棓子 一两 石榴皮 五分 肉荳蔻 二分 木香 二分 甘草 二分

共為末米粉為丸每服三十丸白滚湯送下

治噤口痢不受藥不飲食者

用田螺数个連壳搗爛加麝香一分在内調匀填滿臍内引火下降自然開口飲食少〻進之

又方

用犍猪腰子一个搥爛入劑如前式亦可服之

小兒久痢方

用生梨一隻去心剜空將蜂蜜填滿綿紙封固飯上頓熟以茶匙挑飲即止

小兒口瘡方

人中白（醋煆）二分　硃砂五分　共為末井花水調鷄毛搽患処即愈

小兒肥瘡方

○松香一兩入大葱内兩頭扎好滚水中煮熟取起為末加緋丹三錢菜油調搽妙〻

小兒鱔癀頭方

用角黍一隻加茱萸末三分搗爛圍患処用青布頭掩之自禿

又方

用生芥菜葉七張中穿一眼一重葉一重塩貼之膿出自消

又方

用鑄銅杓鑵内右研為細末菜油調圍只露一頭箍膿去尽
即愈

小児热癧腫毒方
用細石灰二合大將軍二両剉片同石灰炒灰紅即止去大
黄用石灰研細醋調膏搽之即消

臓毒腸瘋方
扁栢和欎炒 棕灰用火燒 槐花加四両 鍋炒一斉研
腸瘋併臓毒 痔漏亦然消 好酒来送下 早晩一次調

臟毒下血方

荊芥一兩不用火 槐花二兩炒黑 為末好酒送下立効

小便不通方

川椒一兩 明凡一兩 葱頭數枚打碎 縛在臍下小肚上用热罨運之即通

治黄腫病方 四肢無力飲食不思飢餓受湿而得

猪肝一斤 綠凡四兩醋煮 平胃散四兩 女人加香附二兩 用紅棗肉搗爛為丸每日空心好酒送下每服二十丸

治婦人难產小見倒生立効方

花班猫十个　紅娘子十个　大黄一分　箄蔴子十五　巴荳春三夏四

棗肉為丸用綿包固塞陰户内胎即下

治婦人淋病方

用苦絲瓜燒灰存性研末好酒送下其効如神

治婦人乳癰方

婦人飲乳甚嘍囉　皂角燒灰捧粉和　热酒一盃調服後

須臾拍手咲呵丶

治喉痝喉閉方

白塩煆过 白凡煆 婦人油髮燒灰共一錢白湯送下

香砂枳朮丸 治男婦膈食膈氣等症

白朮二两炒 黑枳实五钱麸炒 半夏一两姜製晒干 厚朴七钱姜製炒 陳皮一两晒

藿香一两洗净晒干 神麯四钱五分 麦牙四钱五分 香附一两晒 木香一两晒 艸

荳蔻五钱炒 白荳蔻三钱炒 砂仁五钱晒 干姜一两炒 共為末蒸餅為

丸如桐子大每服六十丸米湯送下

治面上生疮併腮腫

用枇杷葉擦去毛炙干為末食後茶湯送下

治耳痛方

用鱔血滴入耳中数点即止

治耳聾方

用鼠胆滴入耳中為亮

治耳鈴子云膿血方

用白凢煆末吹入耳中即止

又方

将蚯蚓為末吹入耳中即愈

治癬方

川槿皮　海桐皮　班毛　巴荳　剪草　梹榔　大風子

白芷　軽粉　用白水浸三日敷上

治湯泡

用楡樹皮焼灰為末叅脚下泥二塊加麵醤一匕和匀菜油

調敷

治火焼瘡

用線網巾冬青葉二味燒爲灰研末鸡子白調搽

治腰痛方

槿樹花三分研爲末酒送下立効

治牙疔不能開口方

烏桕樹葉冬青葉共搗爛塗在外牙根边

治牙痛方

象斗子一合青鹽白鹽各一些放在斗子內合好以鉄線扎

固煆過爲末加花椒七粒仝研擦牙立効

又牙痛方

韮子　細辛　白芷　姜末各五匁　共為末擦牙痛即可止

圍藥方　治諸毒

白芨白蘞併小粉　尾花栢末大黄準　五棓芙蓉赤小荳

用醋調敷諸毒隱

夢泄方

比庖人参枳实苓　香附陳皮半夏精　遠志棗仁蓮心使

茯仁姜棗〻水煎呑

治陰子腫痛方

用醤荳殻焼灰以热酒服之即愈

治脱肛方

用無花菓子葉煎湯凉洗擦之

四味痔疮方

薄荷　五味子　孩児茶各一分　氷片五分　共為細末鵞胆調

敷

単味火焼疮

9

頭髮燒灰用麻油調敷患処

治漆瘡方

用老牙草擣汁刷上即好

治白梅頭

胆凡　川椒　百草霜　羊角灰　用菜油調敷先青草燒

灰湯洗

治楊梅癬

用灰莧菜好醋煮將布包好放麻油内煎三滾取起搽之即

除

治蛀梗下疳神効方

紅毽子 煅灰 橄欖 煅灰 相粉 煅过 血竭 水花硃 共為末

先以花椒湯洗凈摻之

救苦丹 治産婦催生

母丁香 二分 乳香 一分 辰砂 一分 雄黄 一分 麝香 三釐 共為

細末用鼡腎一付去膜擣爛入藥共為丸如鷄荳大臨産時

待胞衣一破用好酒服吃一丸順即下男左女右若死胎頭

項下立効如神

治脚上寒湿瘡三四年不愈者

用古廟陳瓦以燒酒煅三四次研細末桐油調敷七日除根

治赤眼紅腫方

用鷄蛋一个去黄用白将黄連末五錢入白内以紙糊好待

寗透帋爲度点眼搽眼泡上亦妙

滋生丸　治男子心腎不交夜夢走泄遺精勞瘵之藥水升火降不可

輕傳

黄栢二两酒焙　蓮肉二两　知母四两　人参一两　当歸一两五炙酒焙　共為
末滘水為丸如桐子大每服一百丸空心温水下神効

八味丸　治一切劳怯如神
白茯苓　丹皮　澤瀉各三两　熟地八两製晒干　山茱萸　山薬各四
两　附子五炙　肉桂二两　共為末酒糊為丸

十精丸　此方嵩山崇福寺進貢其功甚大服半料面如童顏
髮鬚轉黑氣力增加四肢輕健百節舒暢諸病消除珍之
枸杞天之精凉　熟地黄地之精寒　栢子仁阴阳精平　菊花日月精寒　白茯苓樹之精温

○

兎系子金之精溫桂心木之精熱肉蓯蓉水之精熱漢椒火之精熱山茱萸土之精溫

蒼朮洗去土酒浸焙干入藥一方加鹿茸火之精熱各五兩以苓艸製如法

以酒糊為丸若桐子大空心每服廿五丸酒送下再加鹹物

壓之

猪肚丸　治男子肌弱咳嗽漸成劳怯

白朮四兩去芦苦參三兩去芦牡蛎四兩火煆以上為細末𩟔猪肚一个煮

爛擣成膏丸桐子大每服四十五丸米湯下日進三服即肥

論云牡蛎粉甚補其中自有真心粉也以氣扶之

一塊氣方

青皮二両 陳皮二両去白炒 只殻二両去穰 良姜二両 白芷二両 三稜

二両煮过 蓬朮二両煮过 檳榔二両 甘草三両 紫蘇二両 蒼朮三両五乡水浸

去粗皮 桔梗三両炒 半夏二両姜製 黄栢三両 牽牛三両炒 大黄四両 羌

活二両醋煮三次 巴豆四両去皮汁五次炒 紅豆二両去皮 官桂三両去皮 罗卜子三両炒

藿香五両水净 白豆蔻五両 砂仁三両炒 大麦牙五乡炒 右為細末醋

糊為丸大人十丸十五丸止小兒七丸八丸止量人肥瘦孕

婦不可服 外具藥引 小兒驚疕薄荷湯下 泄瀉姜湯 米

下　諸般氣塊陳皮木香湯下　諸蠱毒苦練子湯下　婦
人血氣不和當歸湯下　經脉不通紅花湯下　嘔吐惡心
姜末湯下　脾寒胃熱陳皮湯下　膀胱疝氣茴香湯下　傷
積傷食隨傷物下　赤痢甘草湯下　白痢姜湯下

煮鸡方　治男婦虛咳喘氣無力脚軟立冬後修合可用
老線鸡一隻間色者不用　白糯米一升　生地五钱五分　熟地五钱五分　川芎二钱
山茱萸肉五钱五分　將藥四味共碎剉用水三升煎至八分再將
占米入藥水內共煮成硬粥与鸡食之三五七日待鸡肥將

水浸殺用矣灰常白酒三大壺加食塩三四錢入鸡酒内其
罐頭用泥封固泥頭上放荳於上待荳熟即取起過三日退
火氣其鸡酒听意用之極有功効婦人依方而用男人每味
除五分

治痄腮方
此方法用桔梗〃支木通白歛苓桑皮　射干漏芦防丰為
天花甘草大黃宜

平胃散

此藥最宜老人長服温養脾元平和胃氣寬中進食又治脾胃不和氣噎寒嘔盧腹腸鳴脇痛飽悶胞膈凝滯

川厚朴去粗皮　陳皮湯泡去穰白　甘草各三兩剉碎　生姜四兩和皮切片　南棗一百个去核切碎　茅山蒼朮五兩米甘水浸三宿切片割去皮　共六味用水五升慢火煮干擣爛作餅晒干為末每服二錢入塩少許服之如泄瀉服三錢先将姜五片烏梅三个入塩少許用水一中煎至七分食遠服

又方加人參白茯苓各二兩砂仁一兩不煮尤佳

絕瘧方　午後發不可絕可用升提藥

六十五

川芎　升麻　藿香　半夏　厚朴　只实　山查　陳皮
前胡　柴胡　羌活　姜三片水二中煎七分温服
絶方　午前可用人参養胃湯
厚朴　半夏　柴胡　黄芩　白术　蒼术　茯苓　檳榔
烏梅二个水二中煎七分露一宿当日五更温服人虚加人
参
治蛇咬方
用烏桕樹葉擣汁冲酒儘量吃醉蓋汗又将葉擣碎敷在傷

処一日一換不過五七日即愈

治頭痛不止方

用白石羔煅粉以絹袱包好扎頭上取冷即止

治牛奶沓花痔方

用靠壁生即見饅頭煎湯薰洗即愈

治楊梅瘡洗藥方　下疳痔瘡皆可用下疳加細牙茶痔瘡加五

棓子

野梧桐葉　馬蘭頭　槐葉　黄栢　黄連　黄芩　右藥

煎湯薰洗

治鵞掌瘋

野梧桐 川槿葉 車前子 右共煎湯薰洗三五次全愈

三仙湯 治初起傷寒頭痛發熱百節腰痛

生姜（五斤擣汁） 紫蘇（五斤擣汁） 青葱（廿一根切段） 水十碗煎好罐盛薰頭冲

鼻服三碗發汗神効

治黄胆飲食不進小便不通方

用鴨子白三个傾在碗内加好醋一中炒黑槐花末五分入

○内摘勻露一宿明早（朝）侵晨服下一連三日吃九个白眼黄退

白小便清利

治無名腫毒癤皆瘡氣止痛如神

朴硝四两 為細末用水調化刷上毒处数次其痛即止其毒

自消

治四時傷寒停食阴瘧傷寒極效驗

用徽州酒麯一大丸為細末炒黄色将好酒同煎尽量飲醉

發汗

治風牙虫牙疼痛皆因血熱

黄連三分 丹皮三分 生地二分 歸尾一分 升麻一分 甘草一分 芍藥一分 桔梗一分 大黃一分 石膏三分 柴胡一分 水二中煎一中食遠服

万應膏 治瘋氣痛疔癧瘡諸般腫毒

青葱五斤去鬚 嫩蒜五斤去殼 生姜五斤去泥 韭菜五斤 共搗汁用太查煎至二三碗加桐油一斤熬成珠再加川椒末八兩麻黃末八兩斤松香四斤荳腐漿水七八碗將松香溶清再將藥併汁共

煎滴水成珠為度不可熬老其方極有功効不可輕傳珍之

治痰火秘方　氣急火嗽飽悶無力夜不能眠日不要食

用多年糞窖內屎缸任名曰人中白要一寸厚的為妙煅過烟尽取出投醋內為度然後為細末每服三錢或酒或砂仁湯送下一服咳止眠安二三服除根

治脚上血疮湿毒方　加乳香没藥各一錢尤佳每日洗挑一次

朴硝　硫黄　輕粉　明凡各一　水龍骨　鉄秀各五　栢末

三分 共為末用栢油調敷先用甘草花椒湯洗脚抹乾再将
禿菜根另搗爛先敷疮上一日一夜再洗净将据子批上
前藥断根

五油玉紅膏　治癧瘡諸毒収口
猪油　菜油　蔴油　羊油　桐油　五油先熬熟再加白
占黄占入内熬成膏用緋丹収之取起加乳香没藥血竭兒
茶輕粉氷片於内攪匀用油帋攤膏貼之

治单腹脹

。用馬鞭草又名鉄掃箒搗汁冲酒一日服二次要瀉服一又即消 又治婦人經水凝治一服即通 又治瘧痢疾一服即止發日服

治食瘧方

用油菜子一合搗碎酒冲濾柤不用宿露一宿發日清晨隔水煆溫服

治邪瘧方

用巴荳半粒將紅米飯為丸不可四服見將小膏藥貼之眉

心上一昼夜去之如遅恐泡發

治熱下瘡

用沼田螺一个去靨入　填満将靨原盖上火煆成灰退火性二三日用加真珠末一分小児髪灰一分摻之極妙

治驢瘡

用陳紅絹片焼灰小児髪焼灰摻上神効

治蛀梗或爛半边者

用梓樹葉陰干為末摻上洗一次摻一次長肉

治小兒天疱疮方

青黛　嫩松香　相粉　共為末小兒菜油調敷

治腦漏方

用朝陽側栢半斤晒干為末每服三錢好酒送下

治上腿癰及无名腫毒未潰者即散并治乳癖一服即消

管仲四兩　切片酒二碗煎一碗又將好酒冲入尽量飲醉三

五次即愈

治蛇疮方　点之單用雄黄菜油調敷亦可

四圍用灯心火点之再将雄黄硃砂刻蛇龟壳烧灰蔴油調
搽
治隔食方
大枣頭三个去核每枣内入巴荳一粒封固煅候烟尽取云
每日用枣一枚為末好酒送下作三日服之即愈
治脱肛痔方
用花蜘蛛一个煅灰用蜜調敷患処用火烘之即収
治脱肛方

五棓子　桑葉煎湯薰洗即効

治楊梅漏方

姜黄　木香各一錢　硫黄二錢用荳付煮　乳香　没薬　白砒　人中白各一錢　雄黄二錢留一半為衣　先将蔴油半小盞煎再将黄白五分熬入前薬調為丸如粟米大每日用一分分作三次早中晩土茯苓湯送下

又敷薬方

用蔴油一盞灯心三根点火取烟用瓦二片仰盖烟煤一錢

軽粉一ゞ　面粉八ゞ　研末将麻油調作膏敷貼一日一換漸
〻生肥肌如不結盖用烏童鵝嫩毛貼上自然結盖

治楊梅漏癧瘡収口方
用醋半碗入白占黄占各一ゞ煮再用冬青葉二十片又将海漂
硝擦葉上取起冷貼神効

治頸癧方
独脚将軍艸　紫花地灯草　蛇苺草　酸漿草　半边蓮
共擣汁一中冲酒一中服三五次即退

治婦人忌小便行房事三五日小便不通脹痛不止

砂仁 只壳 木香 好酒送下再用艾蓬紫蘇燒湯洗郎通

治顛狗咬方 半月者可医二十日不能治

先用艾炎咬処就用真香油二三两白酒冲吃次日用後末藥

末藥方

射香 三分 琥珀 三分 虎骨 三钱火煆 酒浸三次 雄黄 三钱 班猫 三十五 个去翼

頭足炒豆鼓豉三分全斑猫炒俱爲細末分作四服作四日吃用車前

草甘草各三分煎湯送下用韭菜下藥服末藥再（完）用後藥十帖

通聖散

防風　荊芥　金艮花　山支　滑石　木通　只殻　車

前子　澤瀉　薄荷　黄芩　甘草　大黄　朴硝　香附

子　如發熱加柴胡每帖加灯心七根葱頭三个水二中煎

一中午前午後服切忌葷腥併水菓三十五日宜避風可（不）云

旁將蜜下煎藥若兩太陽痛背痛手足軟小肚不痛其毒尽

舌矣若不痛毒未尽舌再服前末藥或半料或一料服下若
心上脹痛不是真顛狗可用解毒湯

解毒湯

甘草　稻草　车前子 一撮　共煎湯待澄清頻々服下

治血崩方

用大漆炒尽烟為末每服三錢好酒送下即愈

治似癧非癧年久不愈者

用火烘新庵々上用油帋以黄占磨帋上每日換貼患処先

将花椒水洗其黄占脂之時以火烘以軽粉灑占上貼之神効

治頑疮方

黄栢一分 檳榔三分 硫黄三分 枯凡三分共為末 将鶏蛋黄煎菜油調敷 火大方有油正存性

治頑癬方

先抓破患処以活鰕搗断擦之

火疮湯泡方

用白菓肉搗爛敷上即愈

又方

用臘月內隔夜泡過茶葉積鑵塗之

治乳癖方　并治諸骨鯁

用十二月廿四夜献灶白糖餅以鑵盛之塗上即愈

諸骨鯁方

紫玉簪花根搗汁以小竹管點之切不可沾齒肉

又方　用白蕚花根亦可

牙痛难忍方

用華撥末擦上即止

汗班方

防風一钱 荆芥一钱五分 羌活一钱 升麻七分 葛根一钱 白芷一钱五分

水姜五片 柴胡一钱 草烏一钱 紫背浮萍二钱 葱二茎 水二

中煎七分

擦方 紫背浮萍 朴硝 煎水洗

白附子為君 蜜佗僧 硫黄 先用姜擦班再将白茄子銅

刀切開醮藥擦之忌三日浴

芥疮方或加軽粉未詳

大風子肉二十五粒 獐脑一钱 水銀一钱 花椒末 核桃油不拘多少搗爛成丸搓手心四肢患処嗅之

煮油方

苜草五両 檀香二両 甘松二両 三柰三両 白芷三両 細辛二両 蓽茇二両 索草二両 大黄三両 碧澄茄二両 右用真菜油五斤浄鍋煮熱入于罐以絹片前料浸于油安在煖灰中

二十五

半月後可用香味佳極

杖丹
芋艿　食塩　搗爛批上神効

耳内爛方
用金系荷葉連根搗汁点進即好

牛皮癬方
砒　雄黄　各二分　共為末　棗肉　二両　搗爛為九火煅存性為末好醋
調搽

○

臘梨方

鯽魚一个重五两 砒五分 装入肚内 香油三两 煎去魚用油搽之

魚肚碎者砒亦不用

擦牙散

桑葉五斤 員錫二两 食塩五两 水煮干炒灰用

楊梅毒方

白茯苓 薏以仁 肥皂 白蘚皮各三两 煎服即愈

男婦陰陽痣神驗方

用喜〻窩七个白者佳每以銀簪脚捲虫灯火上燒过入好
酒中侭量飲醉覆汗為度甚妙

痢疾方

欝金 五分 木香 四分 雄黄 五分 巴荳 廿八粒 去油壳 用冬舂米細醋
為丸如桐子大三五七歳者多則七粒年大者十三五九用
单不用双温茶送下瀉数次冷粥止五月五日午時合妙〻

〇經止復行恐成崩疾

〇黄芪 甘草 当歸 白朮 陳皮 地榆 升麻 柴胡

○

半夏 黄栢 香附 淡姜二片 大枣三枚 去痰加人参五分

雲間陳頤春子抱元方

天癸已止数載而復下血色紫而成塊或兼白帶内热謂之崩疾属阴虚阳搏虚則下溜热則溜通也當益阴血清热藥治之

生地 熟地 白芍酒炒 蒲黄 天花粉各一分 川芎二分 香附子二分童便製 黄栢五分 續断三分 阿膠七分蛤粉炒 水二中烏梅

肉半分煎八分食前服或加地榆去尾 火不止加人参黄芪 腹脹痛加玄胡索

血崩神驗方 湖廣程道人傳

用煤炭不俱多少燒紅存性為末二兩 烏梅肉焙干研末一兩 右二味和勻每服一錢用左五物調送下

川芎 当歸 白芍 生地 熟地

甲辰孟夏陳抱元煎丸方

暮年患帶下且兼疾喘六部俱沉弦而数是氣血耗虛火内

攻燥誠膏肓病也煎丸方以扶正气益阴血為主

人参五分 麦冬一钱 归身一钱 怀生地一钱 陳皮八分 山茱萸肉一钱 茯神一钱 擇瀉七分 怀山藥一钱 枸杞子一钱 續断二钱 杜仲一钱 右水二中煎七分食前服合丸以廿劑磨耒蜜丸每服二錢食前白湯送下

痞塊方

用靛青秧搗汁加老酒冲下温服就将燒酒入靛渣内敷在患処即消先将姜擦患処然後敷之

紅白痢方

用杏仁五个去皮尖 胡椒一粒 敲碎為丸入臍内外用膏藥貼之

若白多杏仁五粒胡椒亦五粒若紅多如前推去悪濁粥

湯補之

跌傷手足方

用土鱉虫三十个 炒為末好酒送下沉醉為度急將小鷄五隻

連毛腸搗爛敷在患処外用槿樹皮或栁枝包扎一七如旧

治双鵞

用生鴉肫一個去穢不可落水煅為細末加氷片吹入膿即去

治脚上濕毒癩瘡方

用芦甘石將童便製七次為末再將黃占溶開入芦甘石為膏將油紙攤為夾膏貼之膏上摻些輕粉

血崩方

用蘄艾一斤用米醋一斤半煮艾熟搗爛後加白术五錢壁泥炒山茱萸肉二兩枸杞三兩白茯苓一兩扁荳三兩炒去殼芡萸肉二十一兩香附五錢童便製蜜為丸用大龜一个活扎火煅過去背殼入藥為丸

加棗肉四兩每服三錢好酒送下　此方雖抄不可用

香連丸治痢疾

大黃四兩米泔水浸一宿切片土炒　炙浮香一兩五分　沒藥一兩五分炙酥去油　木香四兩不見火　白朮三兩　黃連一八兩用吳茱萸四兩煎湯浸黃連一日一夜去茱萸不用微炒干　蓬朮一兩五分醋炒　山稜一兩五分醋炒　檳榔三兩　白荳蔻一兩五分微炒　肉荳蔻一兩五分用麵包裹煨過去麵　劉寄奴一兩五分　玄胡索一兩五分炒　用陳冬米為末酒為丸

每服三錢小兒一分半若紅痢陳皮湯送下甘草湯亦可如泄瀉初痢米湯送下白痢淡姜湯送下紅白相兼甘草湯送

下

白濁方

益智仁　川萆薢　石菖蒲　烏藥　右各等分水煎加塩一撮空心温服

治腰痛方

杜仲五分　桃仁三分去皮　核桃肉二兩去衣　酒為丸每服七十丸

治瘰癧屡驗方

威灵仙一兩　土茯苓四兩　猪肉四兩　檳榔　細茶各二分　水二

碗同肉煮熟去藥不用只用肉与汁每日一次如久遠不能
内消外加

貼藥方
蟾酥　淡底　信　各等分為丸如菉荳大將丸藥一粒放
在膏藥当中貼瘡上七日取去丸藥不用仍將收口膏貼愈
并將菊花煎水待冷洗瘡以去穢污

圍藥方
大黄　白芷　独活　草烏　半夏　南星　白芨　白蘞

緋丹各一兩

抱龍丸

天花粉　膽星各一兩　硃砂四分　雄黃一分　麝香一分

肥兒丸

吳黃連　銀柴胡　檳榔　木香　白朮　茯苓　川楝子

肉各五分　宣黃連　神麯　麥芽各二兩　肉菓　使君子肉各一兩

山查一兩

千槌膏

銅青　草麻子肉各一兩　白松香四兩　杏仁五分　巴荳五粒　番

木鼈子五粒　輕粉二分　黃丹二兩

治脚上湿毒瘡方

用包花椒的盈皮包扎脚上兩日一換即愈

治眼目昏花方

用谷精草為末以黃牛肝蘸吃

治串脛癧瘡方

當歸　川芎　金艮花　黃芪　夏枯草　右用白酒煮飲

鵞掌瘋方

川烏　草烏　何首烏　天花粉　赤芍　紫花地丁草
防風　荊芥　蒼朮　艾葉各四兩　右煎水四五碗用阴阳尿
桶洗浄入藥水薰洗三次再用桐油真輕粉調搽搽患処炭
火烘以痛為度取其透也

治頭足打破進風角觔文漲者
用蟬腿去頭足煎酒一碗服下發汗為度極驗

治疝氣或腎子踢痛难忍者

大茴香 吴茱萸各五钱 食盐三钱 煎酒一大碗服下痛即止

黄腫方

皂凡三兩 陳小麥半升炒黄色 加凡在内傍熟研末細酸為丸每日服不俱多少必〔須〕食肉半斤

瘊大方

将系瓜頭〻〻根切一刀不可斷灣轉插在生瓶中一宿盛汁煆

餅糖吃妙

白帶方

灰莧頭　樂篙頭　共油塩炒吃十次即止

烏鬚服藥方

何首烏八兩　枸杞子　生地各四兩　熟地亦四兩　地骨皮　牛膝各二兩

煉蜜為丸空心白滾湯送下每服二多至晩再一服〻

経年方烏常服更妙

治男婦大便不通冷至腰膝五六日者服〻即通

朴硝　大黄　只实　歸尾

痰火方

用陳香圓一隻刳空將白餅糖入滿仍將原蓋好黄泥封固
火煨熟透取出服糖如此几隻病即去根若無陳香圓半新
旧者亦可

治偏正頭疮服藥不愈此方神効

白芷 川芎 各三錢共爲末 用黄牛膽一个去漢血净加酒和藥磁
器内頓熟乘熱食之再盡量飲醉睡醒不覔病愈

白珠散 治下疳便毒發背癰疽爛潰不收摻上長肉神効

白石膏 八兩煅过 滑石 三錢 乳香 一錢五分 輕粉 五錢 氷片 三分 珠胥

○二分各為細末先將米泔水洗患処掺上即愈

治竹木刺入肉内不能出者

用羊糞炒燥為末猪油調搽即出

治腎子痛方

用花椒皮燒灰為末清晨空心好滚酒調下每服一錢花

椒皮乃包花椒之壳也此方屢効

治打傷心前痛方

用生韮菜擣汁浸酒飲以乳餅嗄連服三四日自消

急救单方　專治小兒急慢驚風大人中風不語可用人家洗面肥皂一丸熱水一碗擣化吃下起死迴生之驗此症原感風寒因痰作脹用藥一時不能散故此用肥皂吐出即見功無一失也其有香料肥皂不用　外者服砒毒之人眼眼微紅指甲不黑肚中作痛用此肥皂吐出干淨如還痛者加服糞清定可救也其有上索吊者并落水者口閉不開氣有未盡用此肥皂亦可救也

白瀉方

○用五棓子炒為末加平胃散白湯送下

湯火方
用陳小粉加砂糖仝炒為末麻油調搽

又方
用鷄子煎油待冷敷上即止痛

又方
用生蚌連殼燒灰為末濕摻上干用菜油調搽

又方

猪油加軽粉共搗爛敷上極妙

轉筋火

用陳壁泥為末每服三錢冷水送下郎止

又方

郎用陳壁泥四两為細末阴阳水各三碗调匀送下待吐郎

止

腰痛方

用黑丑炒為末好酒送下每服三彡郎止

痔瘡方

用過年人家門前插的扁栢枝取為末加紅毡灰三分又槐

花炒黑末三分為丸每服三錢

小兒狗癬瘡

用陳壁泥為末將夏布片包泥將瘡上度摻上即愈

膿梗瘡

用棉花油脚半中煎滚再加飛凡花椒全煎為膏入磁器内

冷地上退火氣搽瘡大妙

又方

用白芷硫黄鸡子煎油搽妙

治虛損精滑腰痛方

白蒺藜 四兩 擂碎去米將殼用水八碗煑熟如濃米湯將布

榨濾过柤再用水煎汁再加覆盆子末枸杞子山茱萸蓮鬚

白茯苓芡實兔絲子為末八味用蒺藜汁為丸每服七十丸

眼藥神効方

遂仁 一兩去殼仁上衣用布揩去酥為度 硼砂 用新瓦焙存性勿要枯用只用六分 硃砂一分

○
硼砂一分 海瓢硇硝一分 麝香三厘 氷片三厘 共末點之妙
甚
治隔食方
用新杀羯羊血加好生酒和匀任量飲醉如此三四次即愈
坐板瘡方
将髮余不論多少燒灰為末菜油調搽
又方
用苦滷一碗傾滾水内抓破洗三次洗了用草紙鋪地上坐紙

上杈干湿水如此三遭結皮永不後發

疥瘡搓藥

大楓子肉二钱五分去油 水銀一钱五分 獐腦一钱五分 花椒末一钱五分 杏仁二钱五分去皮尖 枯礬二钱為末 用陳醃猪油或柏油為丸將手心搓藥熱鼻吼之或加射香少許輕粉一錢

陰囊腎莖肚门疼痒不可忍者

用信加釅醋二碗煎一碗洗患処立止

汗班方

○白附子　硫黄　蜜陀僧　雄黄各三匁　川烏　草烏各一匁　右

共為末用布包醮生姜汁擦之

一榔二子散　治諸蠱鼈虫

梹榔五个切片錫灰炒　榧子十个去殻　使君子二十个去殻　共為末大人毎服

二銭小児一匁或五分空心蜜水調下毎月上半月可用下

半月不可用

五虎湯　治傷風發汗

紫蘇一匁五分　艾葉七分　烏梅二个　葱頭五个　生姜五片　細茶一

钱水二中煎一中覆汗為度

治瘋氣方

海風藤二兩 黃栢 桑寄生 防己 蒼朮 秦艽 防風

羌活各八钱 五加皮 当歸 山茱萸 枸杞子各一兩 牛膝

木瓜 薏仁各五钱 生地三钱 用無灰酒十二壺煮三炷香

退火氣早晚听用

印色方

藤黃五分 白芨一钱五分 凡一钱 朧三分 干姜末 胡椒末 草蔴油

四两入油同煎滴水成珠為度用絹片濾去查銀硃飛過二
两

血疕疮方
硝皮鍋外未成炯　不生不老新尾燃　輕粉三錢炯用七
桐油生拌敷患边　油紙包扎頭緊緊　三朝全愈若逢
仙

旧院傳合香上妙方
檀香　川大黄　香白芷　鸡腿甘松　廣八草各四两　首草八

兩廣蔘三顆　干桂　丁香各二兩　射香　甘草各五分　蘇合油三分　茘枝殼　沉香　蜜糖各一兩　炭灰六兩　氷片一分

吐血不止方

大黃燒灰存性為末每服二錢藕汁童便韭菜汁酒調服即止

肺癰方

白凡三兩為末生用　黃臘二兩　溶化入凡為丸每服二十丸蜜糖湯送下臨卧時服最妙

〇又方
昔有一人患牙疳臭血膿吐出数次後遇一人傳方單食鼠
肉不上一月全愈是实

夢遺方
遠志甘草水浸去骨 知母各一两二钱去毛酒浸炒 白茯苓去心 石菖蒲九節者佳去毛
酸棗仁炒去油 黄柏各一两去粗皮炒褐色 芡实肉一两五钱 天門冬酒浸去心
山茱萸各一两三钱酒潤用 龍骨真白五色者佳火煆研細末 牡蠣各五钱煆細末 人参一两
淮山藥研細打糊為丸二两 蓮花蕊新者佳酒拌晒干二两次黑色不用 右用荷葉湯陳

米粉糊為丸外用辰砂為衣空心白滚湯送下早服五十丸

臨卧再服卅丸

皂蛤散　治婦人吹乳不消以為奶癰

皂角（炒存性蛀者不用）　真蛤粉（各等分）　為細末每服二錢温酒調下罨

汗自愈

天疱瘡方

猪胆　将地底泥為末調搽立効

口噤方

巴豆油紙燒烟薰鼻即開　又治喉閉甚妙

治咽喉腫脹閉塞方

用巴豆硼砂攤貼眉心即開

痔瘡吃藥方

當歸　防風　黃連　升麻　生地　黃芩　槐花　白芷

甘草　水二中灯心三十根煎服

治楊梅瘡煎藥如神方

胡黃連　川黃連　川当歸　川牛膝　何首烏　独活

川芎各三錢頭帖加麻黄以後不用又用土茯苓四两水二碗
煎一碗一日二次又將肥猪肉四两或猪膀子一个煎湯過
口送下
又丸方
槐花一升揀淨炒黄色 雄黄 明凡各一两 敗龜板一个
右麵為丸每服七十丸
治鵝掌瘋
用馬齒莧煎湯薰洗透拭干再將水龍骨燒灰祈艾烟薰三

二次皮癬自落甚佳

又方

用南瓜煮熟食之亦妙

治楊梅毒瘡法

先用地骨皮煎湯洗净再用白松香研細末加葱白頭擣爛成膏攤在夾紙内貼用一日一換出者一日兩次

治楊梅毒疮氣疼痛方

用鉛一斤老酒十斤將鉛溶化冲入酒中待冷取起又將鉛

化傾入酒中如此七次為度去㕣用酒每日早晚各一茶中

再用槐花點紅花椒細茶共為末各等分互匀每用酒時先

趁三匙藥入口然後將酒吃下為妙再將三油膏貼之

三油膏方

蔴油　桐油　菜油　加黃臘 三钱 將三油熬以髮餘　蛇

退　羌活　白芷　防風　當歸　飛丹　收

治痰火如神方

用鉿糞炒黃色去穢氣香為度研細末建糖調服妙極

寛胞膈消氣腫益脾利水 必烈病服愈

枳殻 秦艽 木瓜 茯苓皮 陳皮 各一分 大腹皮 五分水洗五次

通草 三分 澤瀉 白荳蔻 五加皮 各八分 右水二中生姜皮

三片煎八分不拘時服

治腰陽經刺痛方

廣木香 玄胡索 只殻 陳皮 甘草 五灵脂 当歸

川芎 砂仁 艾葉 麻黄 水二中煎服

治坐板瘡方

用蛤粿炒為末又花椒末各等分摻上一日就退殼

痔瘡神効方

甘蔗頭火煉存性為末（每服一分）氷片一分珍珠一分共為末摻之

治鶴膝疕方

軍姜一兩為細末不可見火　廣膠三兩　滴花燒酒四兩　猪油三斤熬去查　射香三分　先將猪油在銅杓內化開加廣膠化入燒酒軍姜攪匀提起稍冷入射香又攪匀温敷脚膝（頭）上用狗皮包固外又外用炒大（熱）盐罨之待冷又換如此半日待內熱透即止去盐

〇包先以甘草金銀花滕生姜搗碎煎水擦洗净再將前藥
敷上即時行走如常有拐去拐

治虛損補藥方

茯苓 薏苡仁 山藥 芡實 蓮子去皮心水泡 白砂糖 麵炒 猪油 核桃肉 共九味炒為末每早服三錢能添神

補胃

腫毒敷方

鬱金一兩 天花粉三兩 赤芍二兩 白芷二兩 生藥不可見火

共為末用鸡子白调敷

古脹方

石斡 一两 木香 三分 共為末棗肉為丸每三錢用一匕後服

平胃散

煮盐法

木通 只壳 桑白皮 水煮過取盐食

中風不語一切痰失方

白滑石 胆凡 上好明雄黃 各一分 五分 共為末每服五分用

白滾湯冷定送下小兒三分百發百中

楊梅漏方

滘乳石(火煉七次) 白芷 丁香(各三錢) 槐花(二錢五分) 硃砂 珍珠 雄黄(各一錢) 五加皮(一錢五分) 当歸(五錢) 共為末老米飯為丸如菉荳大每日空心用土茯苓湯送下一錢作三次服

下疳神方

用雄鷄肫内皮晒干為末加輕粉氷片五棓子共為末摻之

治九種心痛并肚痛水瀉痢方

水磨斋　古石灰各一兩　胡椒　枯白凡　石菖蒲各三分　共為

末米糊為丸每服三四丸酒送下立止

大痲瘋方

南陽花根取皮不用肉為末好酒煎滚每宿服三分用三七

油松節打去油為片好酒炒去麻毛三兩　威灵仙　川牛膝

当歸　白茯苓　麻黃各一兩三分　猪牙皂一兩二分　川山甲一兩四分　大

黃一兩七分　八味煎酒送下四分每日二服　云眉毛三七

皂角刺用麻油火酒浸蒸九次每服一分大黃五分煎酒送

下日進二服

番木別用麻油煎過為末每服三分酒送下

痢疾久治不効方

干姜　甘草各五分　地榆一錢五分　白芍　只殼　厚朴　白茯苓各一錢　黃連八分　升麻二分　水二中煎一中食後用白彐干姜

加倍紅彐地榆加倍胃口嘔吐者加藿香一錢　木香五分

水瀉單方

韮菜半斤　切兩段滾水飛過加大蒜同擣爛用醋调入嗄飯

一碗郎止

新打破跌破或癧疮打跌破傷者

先用新豬油化開入白占乳香提起入輕粉摻入攘成為膏

貼之

蠱脹方

用巴荳三粒去油琥珀三九紅磚末去油末黒棗肉為丸好酒送下待瀉糞

黄色者可医黒色不治瀉不止冷粥止之再加平胃散服之

天疱蛇串両疮共方

用蚕荳壳燒灰存性蔴油調搽

○

、癧瘡濕毒及沿皮爛瘡或刻破成瘡此方如神

上好相粉 一两 輕粉 一分 桕油 一两 多少看用搗為膏子安
在厚碗中再用艾 四两 数漸々放入爐中慢火薰烟待前藥
黄色攪勻又薰待藥内外俱黄色為度不可大火薰化桕油
流下不美再攪勻做膏藥貼之重者三个即愈先用野薔薇
根洗淨再將膏藥貼上外用絮包扎好多即換二遍膏藥臨後
膏藥再不必鮮待結靨自落

石灰膏

細石灰一升 大黄片四两 炒黄色去大黄將石灰鋪在地上拔去火毒再用当歸防風甘草煎湯调石灰為膏貼之用醋调貼

半边頭疮方

石羔 牛旁子 黄芩各一两 甘草五分 共為末上好茅茶每晄服三錢自愈

血塊方

○

血塊最難医川芎夾桂皮只壳当歸鉄鞭草更蕉爲藥牡丹皮乂乙硃砂一个梅再加燒酒共成擂加上一点人生血閤王拿去也放囬

鼻痔方

甘遂 雄黄 枯凡 瓜蒂 共爲末以紙捻塞之

刀傷及跌破掺藥方

硬炭一两 松香一两 共爲末掺於破処即止血

又方

大黄炒黄色用多年石灰共為末敷上即止血并無害

治癄疮方

松香一斤將山查煎湯汁煮為膏貼之先用松毛煎湯洗疮

再貼膏半月全愈

又癄疮方并治湿毒

黄柏削去皮將雄猪胆塗上用火煅干又上待胆汁尽為度

研末香油調敷妙

赤淋久不止方　驗過

服補益氣湯加黄柏知母十帖即愈

楊梅瘡方

大黄 威灵仙 蝉退 川芎各一兩 用鮮羊肉一斤水七碗煮汁羊肉先吃留汁煎藥初起二服若久四服止

心痛方

烏梅七个 黑枣八个 杏仁十个 共擣爛好酒送下

治痰火如神方

天花粉 石羔 麦冬 貝母去心 青皮各一錢 知母二錢 五味子

七粒 甘草三分 白芍一匁五分 右水二中煎一中食後用滓再煎

有熱痰吐不出者加姜製半夏一匁 貝母二匁 寒痰多者

加百部 百合各二匁 細辛五分 痰中有血者係日久加百

合 貝母各三匁 頭痛加川芎 高本各一匁 有熱者加白

芍 黄芩各一匁 血不足加淮生地一匁 枸杞五分 有神

不清爽氣短加遠志肉一匁五分 酸棗仁肉一匁 有氣喘急息不定加

桑白皮一匁五分 蜜炒 杏仁七粒 去皮尖 有痰吐惡心不止加生薑汁

一小碗 藿香一匁 薄荷五分 胞中飽脹痰壅不安者加天花

粉匁 石羔三匁 虚火上攻者加麦冬匁 貝母三匁 青皮

治五劳七傷身体作痛者以治不効方

当歸 白芍 貝母 蘇木各一匁 紅花五分 丹参 淮生地

續断各一匁 五加皮二匁 秦艽二匁五分 有傷損者加老君

須二匁 有血不足者加当歸一匁五分 淮生地三匁

治小兒吐瀉神効方

藿香一匁 薄火 厚朴各五分 白芍八分 扁荳十粒 木香 甘

草各三分 生姜汁水一中煎七分食後用以上数方係秘方也

宜濟人

小兒疳積散

神麯炒過 蓬朮 芦薈 山查肉 厚朴姜汁炒各一兩 芸苓一兩二分

三稜 只実各八分 白芍 当歸 甘草各五分 麦芽一兩五分 薄伏五分

共為末每日三次大人一分五分 中人五分 小兒三分 听用或滚

水小兒砂糖湯下

治大疕疮方

用沓末別不拘多少將麥皮同炒黑色為末酒送下看人虛実用三分止五分須重加天麻 天仙子

治婦人血崩方

地榆二錢 白芍 黃芪各一錢五分 当歸 白茯苓 淮熟地各一錢 升麻 甘草各三分 髮灰五分 水二中煎一中食前服忌生冷

治瘧疾日久不愈者

白茯苓五錢 只壳 知母 常山 白芍各一錢 黃芪二錢 甘

草五分 看虚実所用水煎露一宿早空心服

治痢疾久医不効方

干姜 甘草各五分 地榆一分 白芍 只壳 厚朴 白茯苓各一分 黄連八分 升麻二分 水二中煎一中食後用 白芍干姜加倍 紅芍 地榆加倍 胃口嘔吐加藿香一分 木香七分五分

七十二痞傷寒秘訣 傷寒七日内用薬

小柴胡 防風 当帰各一分 白芷二分 羌活 白芍 乾葛各一分 升麻 紫蘇各五分 甘草三分 水二中煎一中 云汗加姜

○三片葱一茎

七日外有頭痛加川芎一钱五分 有熱不退加黄芩一钱 有小便赤加炒黑山梔子一钱 有小便澁作痛加木通一钱澤瀉八分 有口中作渴加天花粉二钱 有痰者亦加前藥 有頭痛虛火上炎加高本二钱 有痰嗽加知母二钱桑皮一钱五分蜜炒過 有寒加紫蘇五分 有惡心嘔吐加藿香一钱生姜汁一小中 有大便秘結加大黄五钱朴硝三钱 有口干作渴加烏梅三个麦冬二钱去心 有痰壅盛加貝母一钱五分五味子五分 有舌黑口腫加

灯草三分 支子一钱五分炒黑 有干咳無痰加天花粉二钱 百合一钱五分

五味子五分 有火热不退胞中作痛食積不散加只实二钱

蓬术二钱五分 麦芽三钱 有脚酸軟加續断二钱酒炒 薏仁一钱 有

身躰骨節作痛加羌活二钱 秦艽一钱五分 有虚热潮热加黄芪二钱蜜炒

女人傷寒本方加香附子二钱 益母草一钱 有頭痛不止加

石羔看虚实用 有頭運虚浮加山于肉五分 有腰痛加杜仲二钱姜汁炒〻断系

治婦人患乳頭方

用鉄綉釘一个磨水搽上即愈

治赤痢方

用謝藤系𠂢晒干煎水服之即止

治天疱疮方

用系𠂢葉搗碎搽上即好

治魚口毒

川山甲（陳壁泥拌炒為末）　姜蚕（炒去系）　淮花子　貝母（各三分）　五灵芝（五分）

生大黄（四子）好酒二碗煎一碗空心服待云汗即消

治裙帶瘡

用黄栢末煉蜜成膏搽上外用綿紙及布包之即愈

癧瘡方

芦甘石（童便浸煉）地（崔）骨皮（火煉即旧船油灰）共為末再用香油调做隔膏

貼上一日一換必愈

治陰瘡方

用鷄蛋三个放在銅杓内煮滚拾一个将小頭入肚臍内用

手抵住任痛待輪換如此三三見九次如心頭有热气者皆可治知痛者用黑荳一合炒焦湯服之

瘋疙煎藥方

荊芥 防风 胡麻 夕利刺炒去 白蘚 連翹 黄芩 生地 姜蚕炒 連 甘草 卜何 天麻 首烏 羌活 木瓜 牛膝 防巳 共十七味水二大碗加灯心煎一碗空心服

發出毒疕气後自愈

又丸方

荊芥 防風 天麻 苦參 淮生地 当歸 川芎 大
胡麻 白芗莉 甘草節 白蘚皮 羌活 共十二味為
九每服二錢一日二次白湯送下

治鵝掌瘋

用枯楊樹内虫鋸末以藥用小礶煎水以手盖口燻之數次
愈 兒茶 血竭 五棓子一个去一孔将藥投入用綿紙
封固再粗紙湿封火煨去紙為度取云研末再用川椒末煎
温水又将干粉擦瘡拭干又将椒水洗净然後搽藥二三日

○

○必好

衣香方

庄黃一两三乙粉草一两一乙甘松二两八乙白芷一两二乙細莘一两三乙大田五分三乙廣灵苓三两六乙厚桂一两五分貴苓一两右爲末

梅醬方

用梅十斤打碎仝水煎濾去查再加紫蘇薄荷白糖塩少許

清涼内消膏　治癰疽發背疔瘡大小惡瘡毒癤三日内初起用

草紙攤勻貼上不許揭動待消再除大有功

大黃　川栢　黃芩　苦參　防風　荊芥　白芷　金艮
花　薑黃　蓖仁　杏仁　羌活　枝子　玄參　獨活
蜂房　蟬腿　血餘灰　青藤　連翹　木別　川山甲
赤芍　南星　黃芩各五分　白斂　白芨　川当　川連各八分
川蘚皮　甘草各三分　蓖槐柳桑各七分　真麻油二斤　䕶藥俱
入油内用文武火煎待白芷黑色住火濾去查用黃丹十兩
水飛過炒紫色匀和攏油内煎熬滴水成珠不粘為度蟬酥三分
後入和匀加蝦蟆七兩　与皮收来晒干放在油内煎熬

○

春九　一度終身想楊妃翻身三不脫

用大蝦米四兩火酒八兩制用　一荔枝殼一兩同火酒煮熱取起晒干二煮　蛤蚧一対同酒煮干取起晒三制用　海馬三対同酒煎取起晒干四制用　石燕五対全陀煎干取起晒干五用　荔枝核一兩全陀煎干取起晒干六用　雄黄　大附子　姜汁各一兩煎干取起晒干

収磁礶内用　解時用紅棗二个細茶一撮細嚼即泄

洗痔方

鳳尾草　到尾松　客花核　共擣碎煎水湿洗二三次便好

神仙不醉丹

白葛花　白茯苓去皮　小荳蔻　葛根　天門冬去心　硇砂仁　人參去节　官桂　枸杞子　陳皮　柯子仁　食塩　甘草　烏梅肉　五味子各等分　右為細末煉蜜為丸如彈子大每服一丸細嚼熱酒送下可飲百中不醉

五虎打胎奇方

班猫一分去頭足翅净占米炒　尾椤子一分五分火煨过　冬葵子一分七分微炒　巴荳霜一分五厘　麝香五厘　右為細末米飯為丸如桐子大每服一錢空

心好酒送下

神效疥藥方

白蘚 梨芦 芸苓 五倍 大黄 大風子 蛇床子各一兩 樟腦 信火煅过 檳榔各五分 花椒一兩五分 硫黄三兩 枯凡 硝各二兩 水銀三分 蕎麦粉四兩 右為末用鷄子煎菜油調搽鷄子不用

癬瘡方

檳榔二兩 姜蚕 班毛各十二个 川槿皮四兩 芸苓一兩五分 共為末

用阴阳水調搽

治汗班疕癬方

剪草　白芨各一两　川槿皮三两　半夏六钱　輕粉一钱　班毛四十个　海同皮五钱　右為末陰陽水調霜三宿為度

萬曆四十八年歲次庚申仲春日新安吳正懋書

乾隆三十八年歲次癸巳如月既望雲間吳熙重錄

保產神方　未產能安臨產能催倘有傷胎氣腰疼腹痛勢欲

小產一服即愈再服全安

兎絲酒泡晒干揀淨　全當歸酒淨各一錢五分　生黃芪　荊芥各八分　厚朴姜汁

炒蘄艾醋炒各七分　川芎一錢三分　川羌活　甘草各五分　川貝一錢去心研碎

煎後白芍一錢二分冬月只用一錢酒炒　枳殼六分麩炒　加生姜三片水二鍾煎

入八分二服水中半煎六分預用者空心服臨產者隨時服

常治跌打損傷服三劑即愈

生地　熟地　当歸　續斷　羌活　蒼朮　獨活各一錢五分

烏藥 澤蘭 錦紋大黄各一錢 自然銅醋煅七次研 桃仁打碎 杜仲鹽水炒各二錢 用好酒煎服出汗為度

痢疾神驗方昔年織造府抄送此方與提憲杜公〻服之即愈當時抄服此方服之而愈者不可勝數今因患痢者亦服不少故此再為抄送以濟人之急耳

錦紋大黄二兩去皮切片酒煮三晝夜取出晒干 紫厚朴一兩姜汁炒研末 廣木香五錢切片晒干研末 加荷葉煎濃湯和製過大黄搗為丸每服三錢為準白者姜湯送下赤者甘草湯送下赤白兼襍者甘草生姜並

送下清瀉清米湯送下如有者加十倍合之酒煮定要晒干

共磨成細末荷葉湯發為丸孕婦忌服

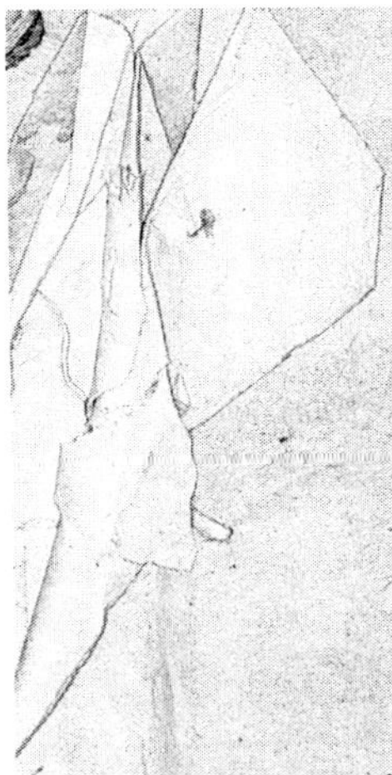